大科学家讲小科普

吃了西瓜再喝茶为什么会感到苦

匡廷云 黄春辉 高 颖 郭红卫 张顺燕 主编

吕忠平 绘

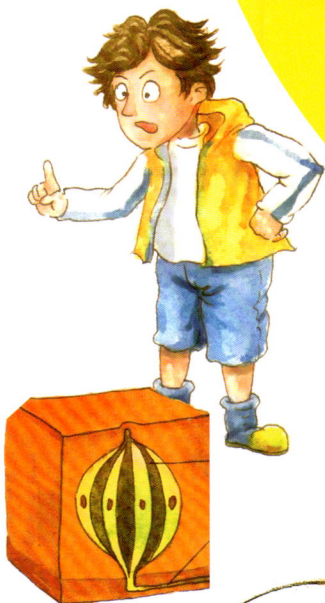

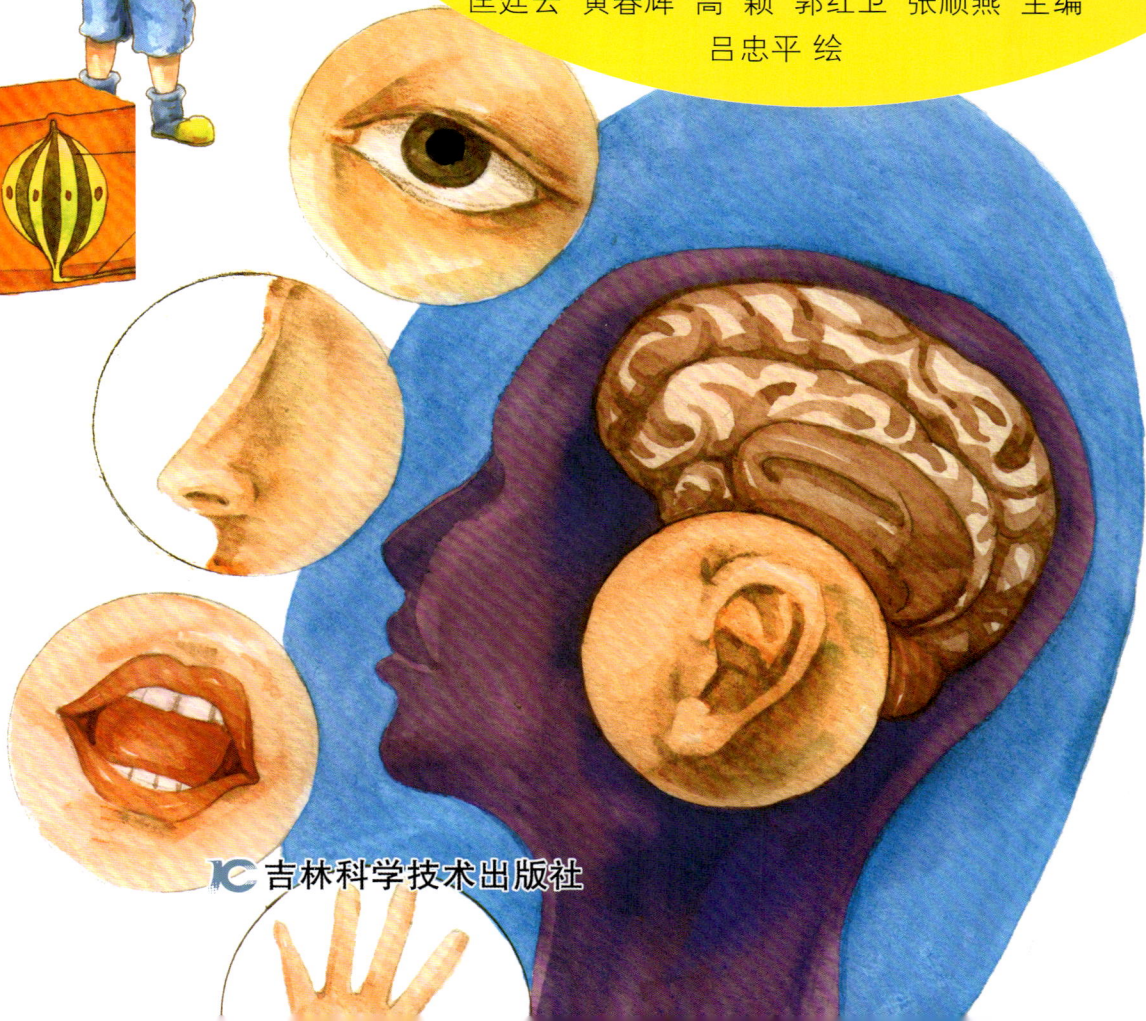

吉林科学技术出版社

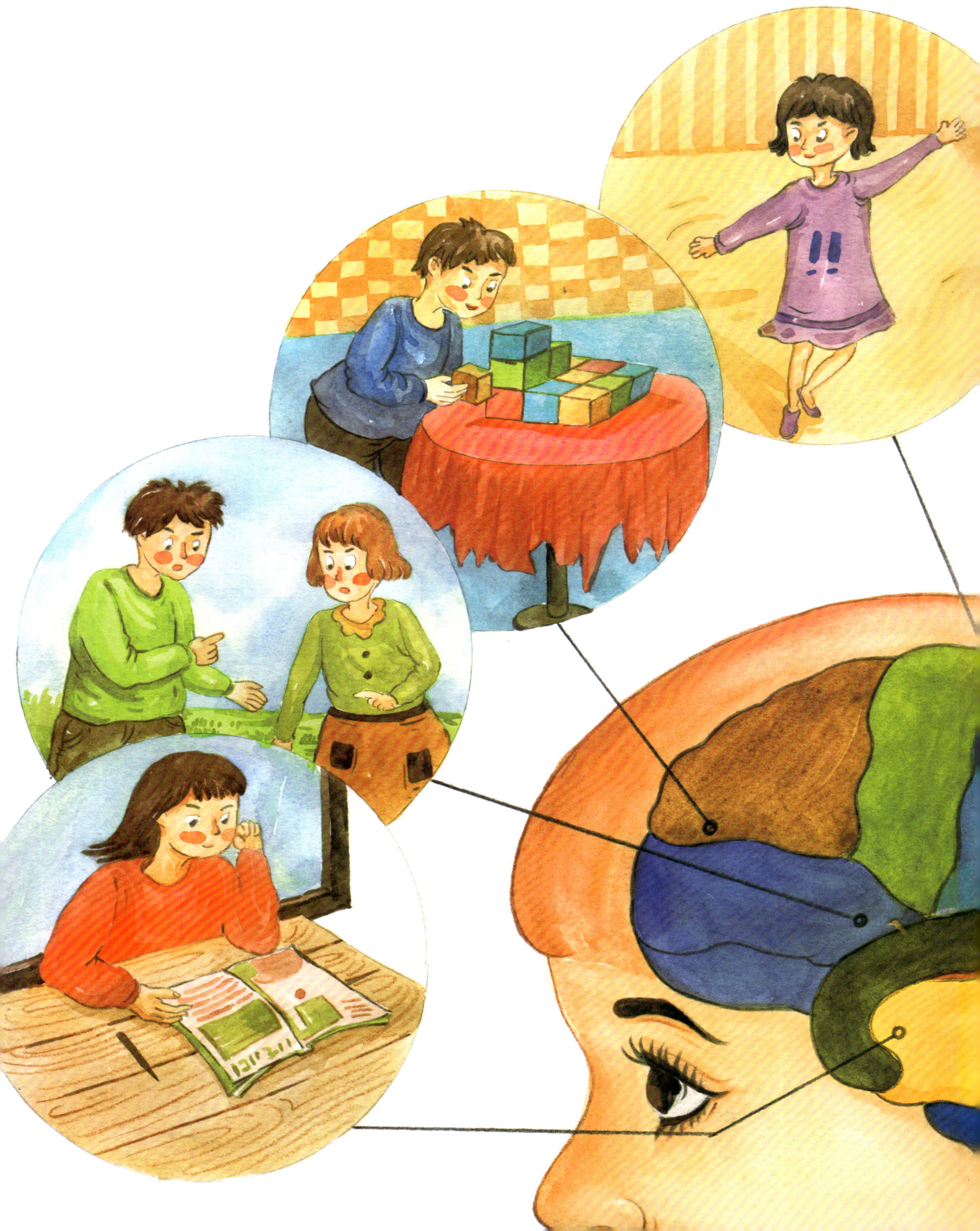

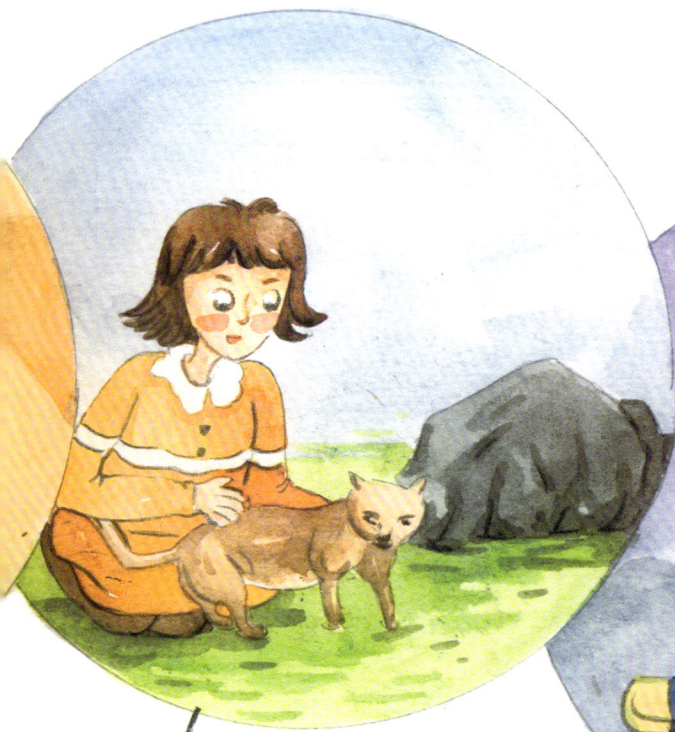

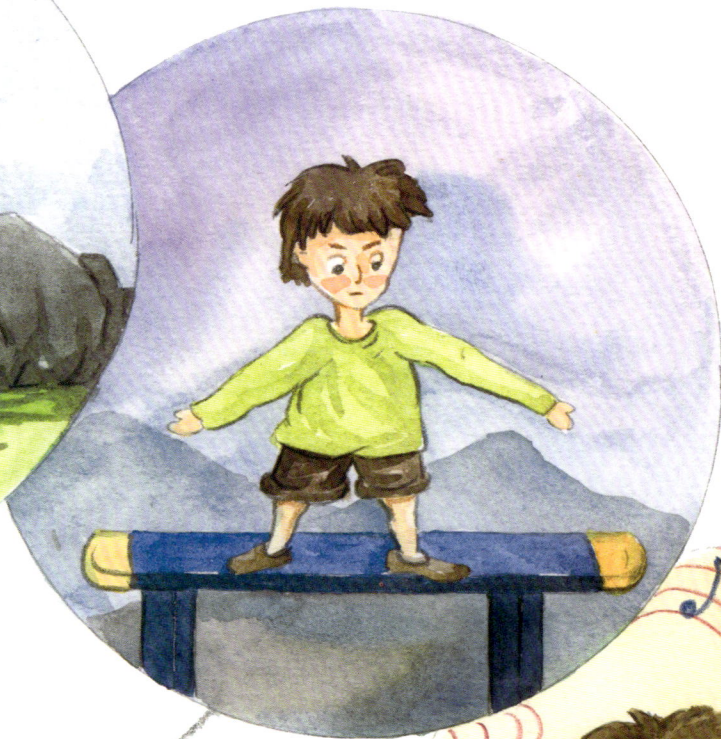

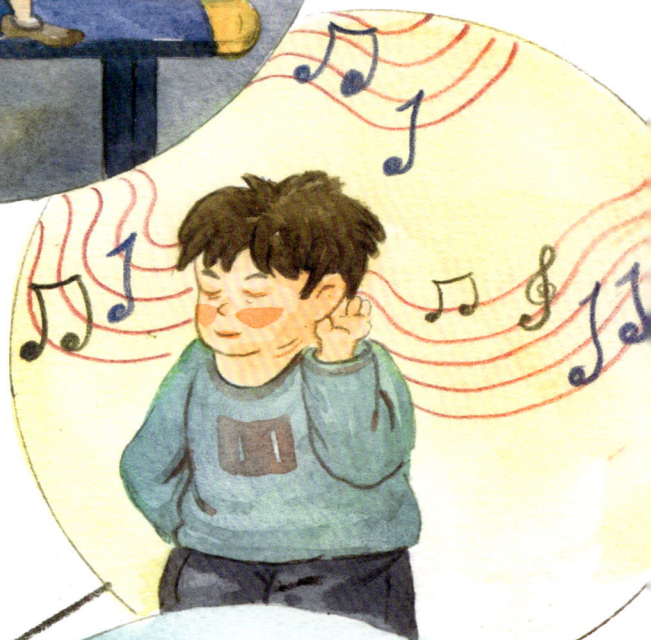

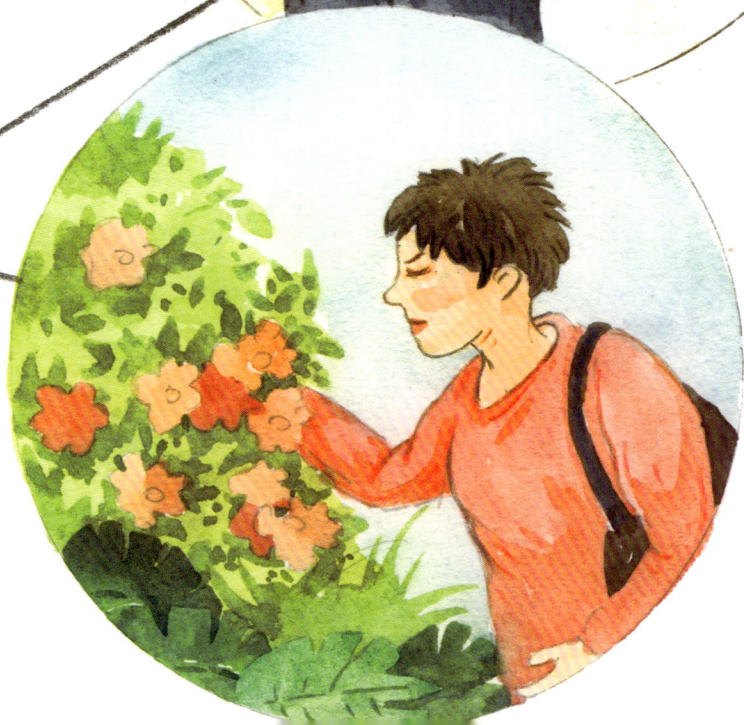

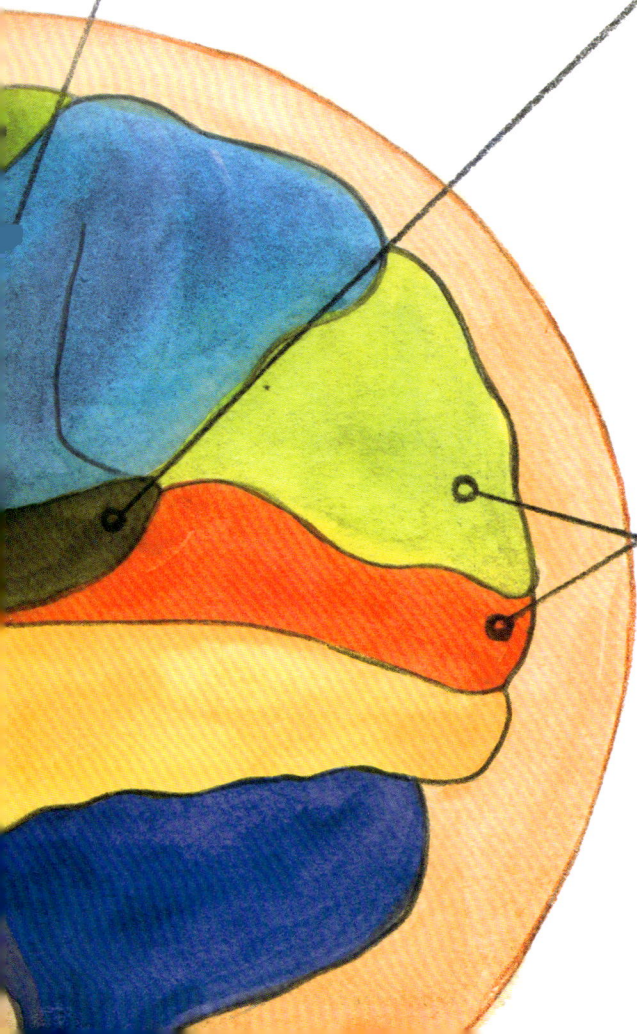

图书在版编目（CIP）数据

吃了西瓜再喝茶为什么会感到苦 / 匡廷云等主编. — 长春：吉林科学技术出版社，2021.3
（大科学家讲小科普）
ISBN 978-7-5578-5160-6

Ⅰ.①吃… Ⅱ.①匡… Ⅲ.①感觉器官—青少年读物
Ⅳ.①R322.9-49

中国版本图书馆CIP数据核字(2019)第231235号

大科学家讲小科普　吃了西瓜再喝茶为什么会感到苦
DA KEXUEJIA JIANG XIAO KEPU　CHILE XIGUA ZAI HE CHA WEISHENME HUI GANDAO KU

主　　编　匡廷云　黄春辉　高　颖　郭红卫　张顺燕
绘　　者　吕忠平
出 版 人　宛　霞
责任编辑　端金香　李思言
助理编辑　刘凌含　郑宏宇
制　　版　长春美印图文设计有限公司
封面设计　长春美印图文设计有限公司
幅面尺寸　210 mm × 280 mm
开　　本　16
字　　数　100千字
印　　张　5
印　　数　1–6 000册
版　　次　2022年11月第1版
印　　次　2022年11月第1次印刷

出　　版　吉林科学技术出版社
发　　行　吉林科学技术出版社
地　　址　长春市福祉大路5788号出版集团A座
邮　　编　130118
发行部电话/传真　0431–81629529　81629530　81629531
　　　　　　　　　　81629532　81629533　81629534
储运部电话　0431–86059116
编辑部电话　0431–81629516
印　　刷　吉广控股有限公司

书　　号　ISBN 978-7-5578-5160-6
定　　价　68.00元
如有印装质量问题　可寄出版社调换

序

　　本系列图书的编撰基于"学习源于好奇心"的科普理念。孩子学习的兴趣需要培养和引导，书中采用的语言是启发式的、引导式的，读后使孩子豁然开朗。图文并茂是孩子学习科学知识较有效的形式。新颖的问题能极大地调动孩子阅读、思考的兴趣。兼顾科学理论的同时，注重观察与动手动脑，这和常规灌输式的教学方法是完全不同的。观赏生动有趣的精细插画，犹如让孩子身临其境；利用剖面、透视等绘画技巧，能让孩子领略万物的精巧神奇；仔细观察平时无法看到的物体内部结构，能够激发孩子继续探索的兴趣。

　　"授之以鱼不如授之以渔"，在向孩子传授知识的同时，还要教会他们探索的方法，培养他们独立思考的能力，这才是完美的教学方式。每一个新问题的答案都可能是孩子成长之路上一艘通往梦想的帆船，愿孩子在平时的生活中发现科学的伟大与魅力，在知识的广阔天地里自由翱翔！愿有趣的知识、科学的智慧伴随孩子健康、快乐地成长！

前　言

　　植物如何利用阳光制造养分？鱼会放屁吗？有能向前走的螃蟹吗？什么动物会发出枪响似的声音？什么植物会吃昆虫？哪种植物的叶子能托起一个人？核反应堆内部发生了什么？为什么宇航员在进行太空飞行前不能吃豆子？细胞长什么样？孩子总会向我们提出令人意想不到的问题。他们对新事物抱有强烈的好奇心，善于寻找有趣的问题并思考答案。他们拥有不同的观点，互相碰撞，对各种假说进行推论。科学家培根曾经说过"好奇心是孩子智慧的嫩芽"，孩子对世界的认识是从好奇开始的，强烈的好奇心会激发孩子的求知欲，对创造性思维与想象力的形成具有十分重要的意义。"大科学家讲小科普"系列的可贵之处在于，它把看似简单的科学问题以轻松幽默的方式深度阐释，既颠覆了传统说教式教育，又轻而易举地触发了孩子的求知欲望。

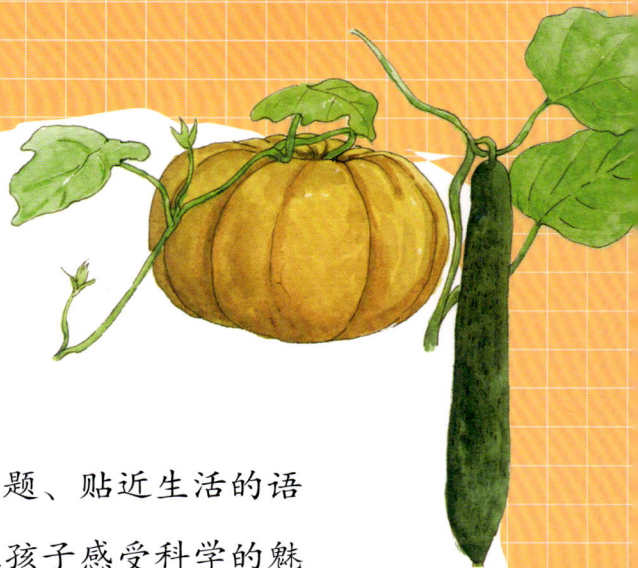

本套丛书以多元且全新的科学主题、贴近生活的语言表达方式、实用的手绘插图……让孩子感受科学的魅力，全面激发想象力。每册图书都会充分激发他们的好奇心和探索欲，鼓励孩子动手探索、亲身体验，让孩子不但知道"是什么"，而且知道"为什么"，以非常具有吸引力的内容打动孩子的内心，并激发孩子探求科学知识的热情。

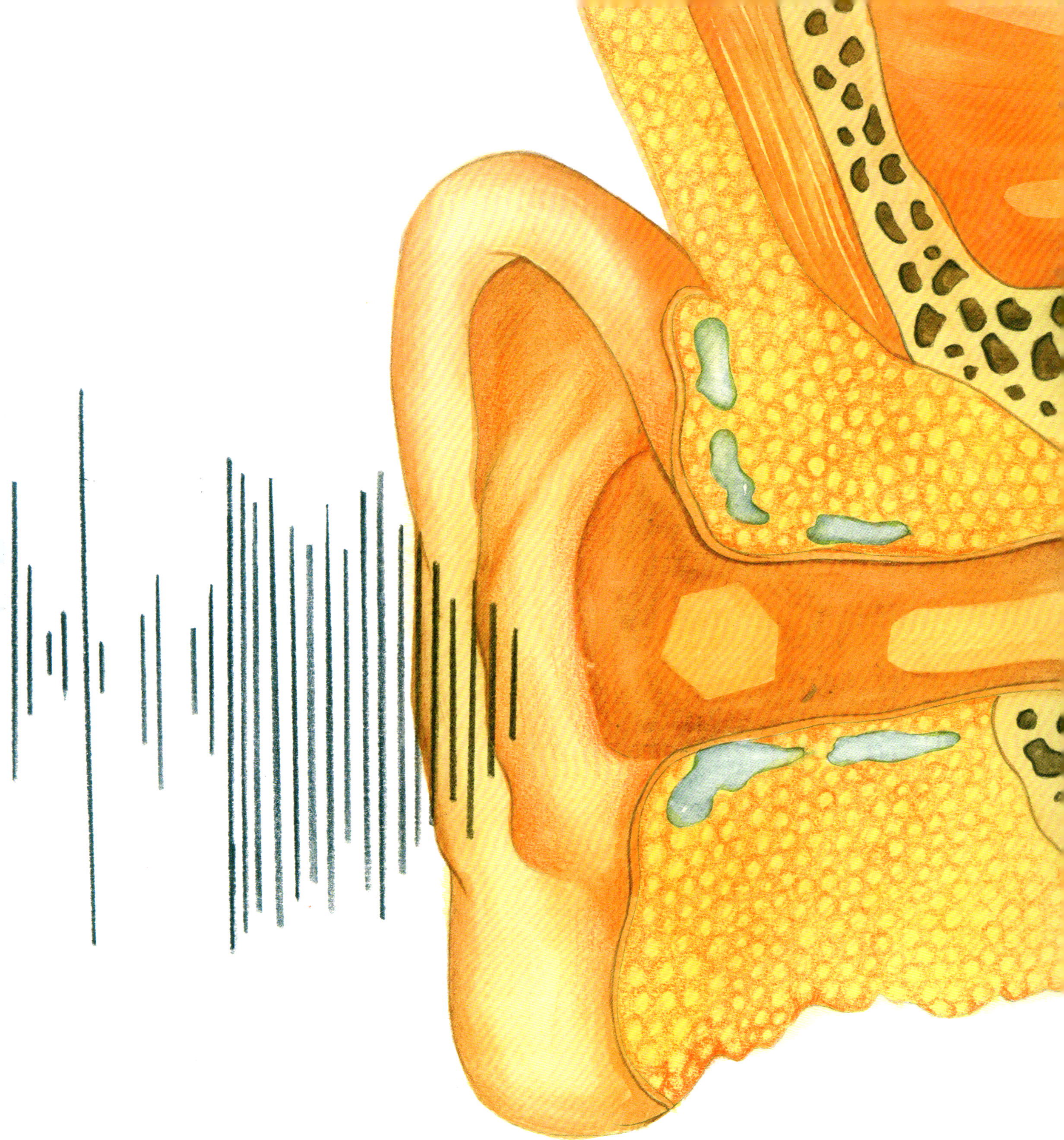

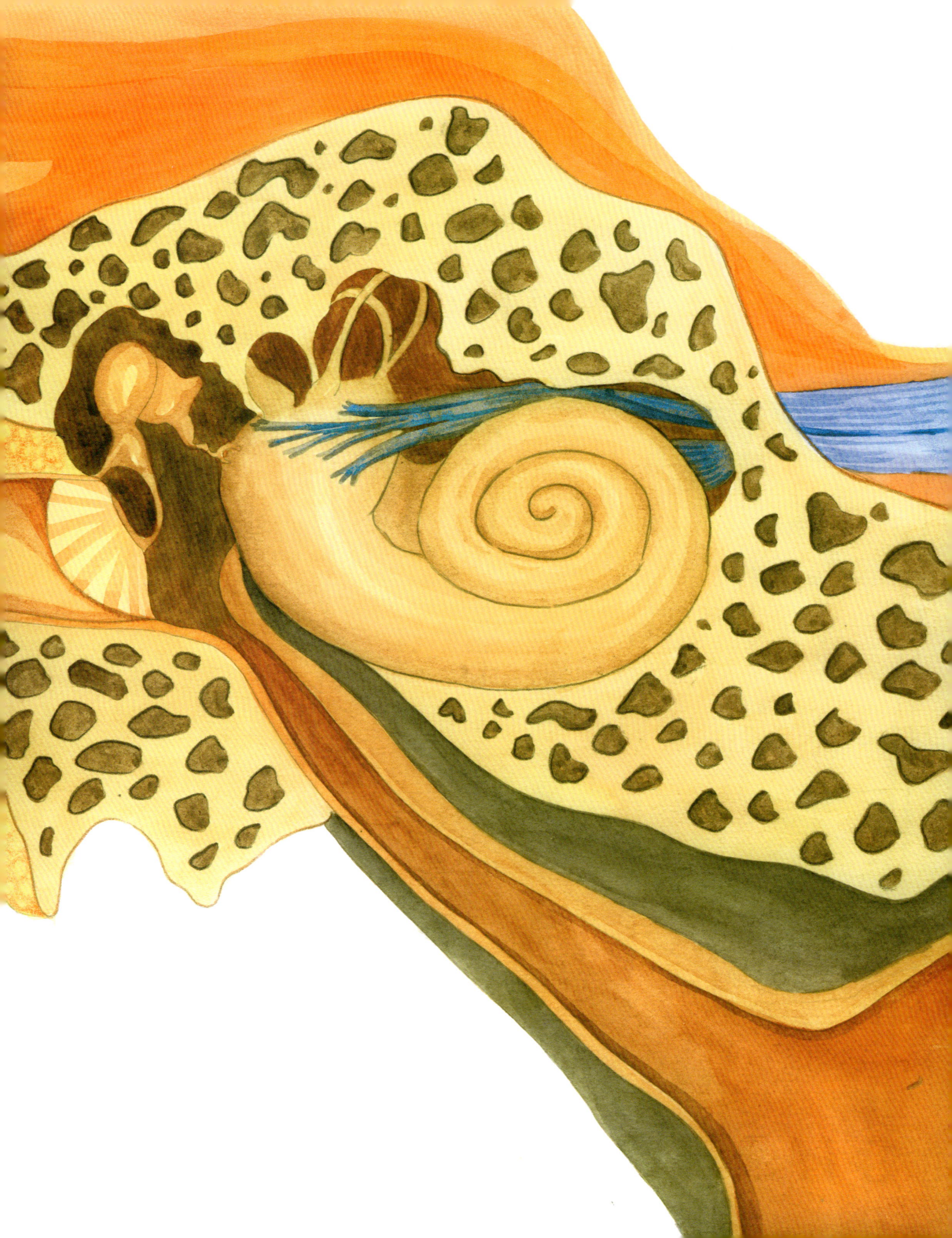

目　录

第1节　我们是如何感知世界的 / 14

第2节　我们的眼睛是如何看见东西的 / 20

第3节　大脑在"看"世界 / 24

第4节　视觉与色彩之间的微妙关系 / 32

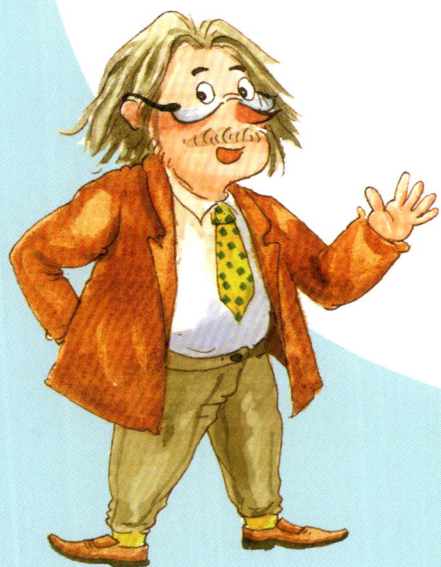

目　录

第5节　我们的耳朵如何听到声音 / 38

第6节　我们的舌头是如何尝出味道的 / 48

第7节　我们的鼻子是如何闻到气味的 / 58

第8节　我们的皮肤是如何感觉到物体的 / 66

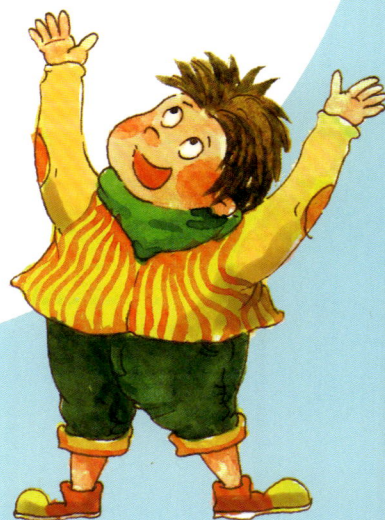

▶ 人的"五感"是什么

人的五感是指视觉、听觉、味觉、嗅觉和触觉，是人类感知世界的基础。所有的动物都需要感觉器官，这些器官能从外界获取信息并做出回应。感受器是感觉器官里接受刺激的细胞或者组织，负责接收和传递刺激信号到大脑。

眼睛（视觉）：光

耳（听觉）：声音

鼻子（嗅觉）：气态物质

吃真是一种复杂的感官运动，可我还是爱吃！

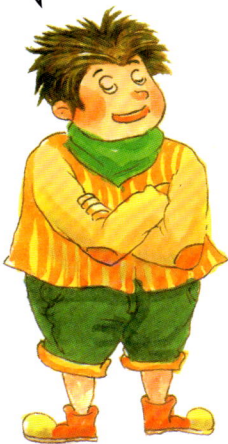

舌头（味觉）：固、液态物质

感觉的信息加工过程：信息刺激感受器—传入神经—大脑皮质活动—感觉

皮肤（触觉）：温度和压力等

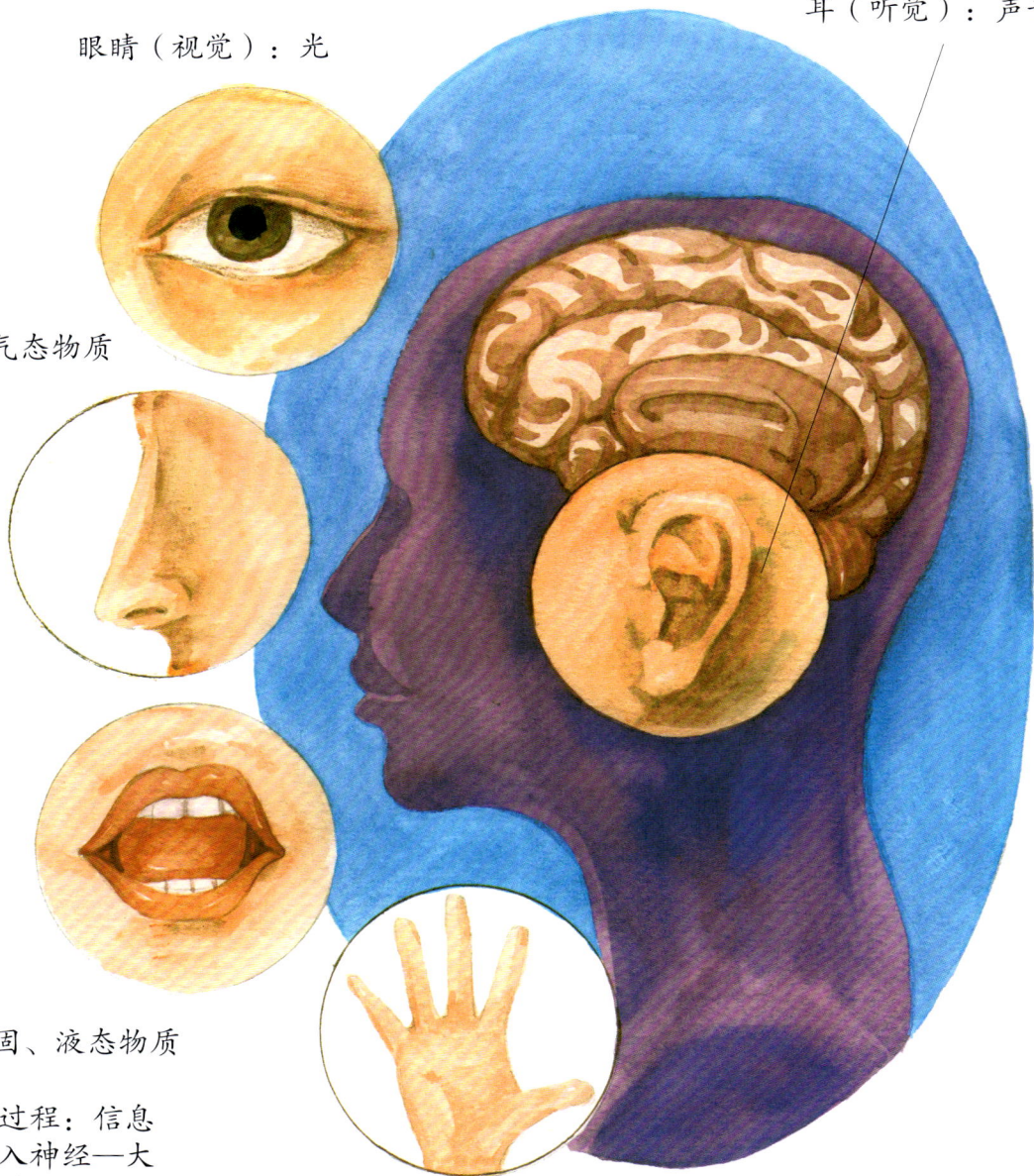

▶ 五感的收发装置

感觉器官

感觉器官是感知感觉的器官，眼、耳、舌、鼻子和皮肤都是感觉器官。

感受器

感受器是感觉神经末梢的特殊装置，能接受外界的各种刺激，并将刺激转变为神经冲动，传达到中枢神经。通过感受器的接收和传递，我们就能产生感觉了。

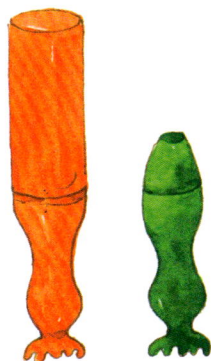

视觉细胞

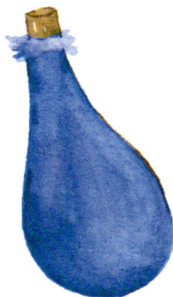

听觉细胞

感觉器官里的感觉细胞，只有在刺激的强度达到一定程度时，才能感受到刺激。

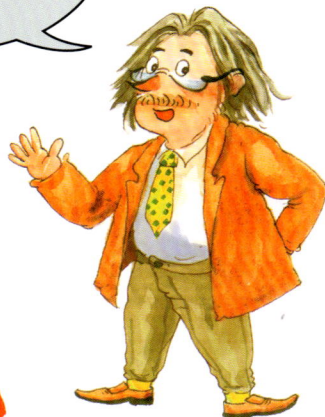

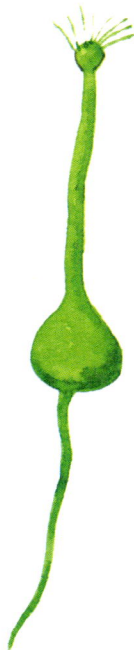

嗅觉细胞

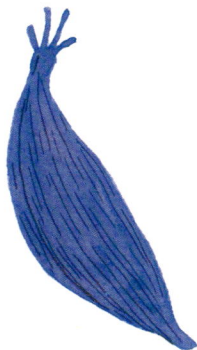

味觉细胞

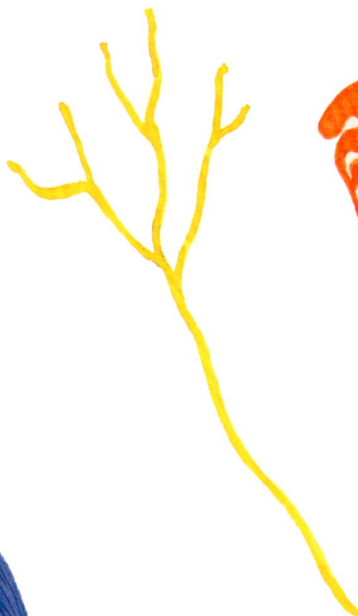

游离神经末梢

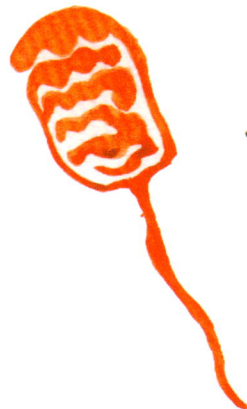

触觉细胞

我们每天收到的各类信息中，有80%来自视觉，20%来自听觉、触觉、嗅觉和味觉。如果我们集中注意力去做某件事情，会主动把不需要的信息忽略掉。即使没有这样，大脑这台超级"过滤器"也会在你不知不觉中把90%以上的信息忽略掉。

▶ 感觉与大脑的协奏曲

感觉的分类

感觉可以分为一般感觉和特殊感觉。一般感觉包括痛觉、温度觉和触觉；特殊感觉是由特殊感觉器官（眼、耳、鼻、舌）产生的视觉、听觉、嗅觉、味觉，这四种感觉的共同点是其感受器都位于头部。人的嗅觉是个复杂的系统，包括嗅上皮、嗅神经、嗅球等组织和器官。嗅上皮是一块黏糊糊的黏膜，能把气味分子黏住，上面布满嗅细胞。嗅神经将气味的感觉传递给嗅球。气味感觉到达大脑的中转站，再将嗅觉信息传到大脑。

> 五感是指人体的外部感觉，人的内部感觉指的是内部器官的感觉。

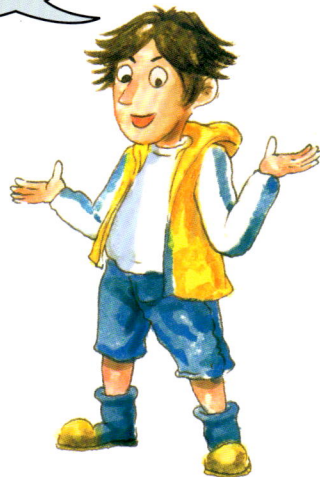

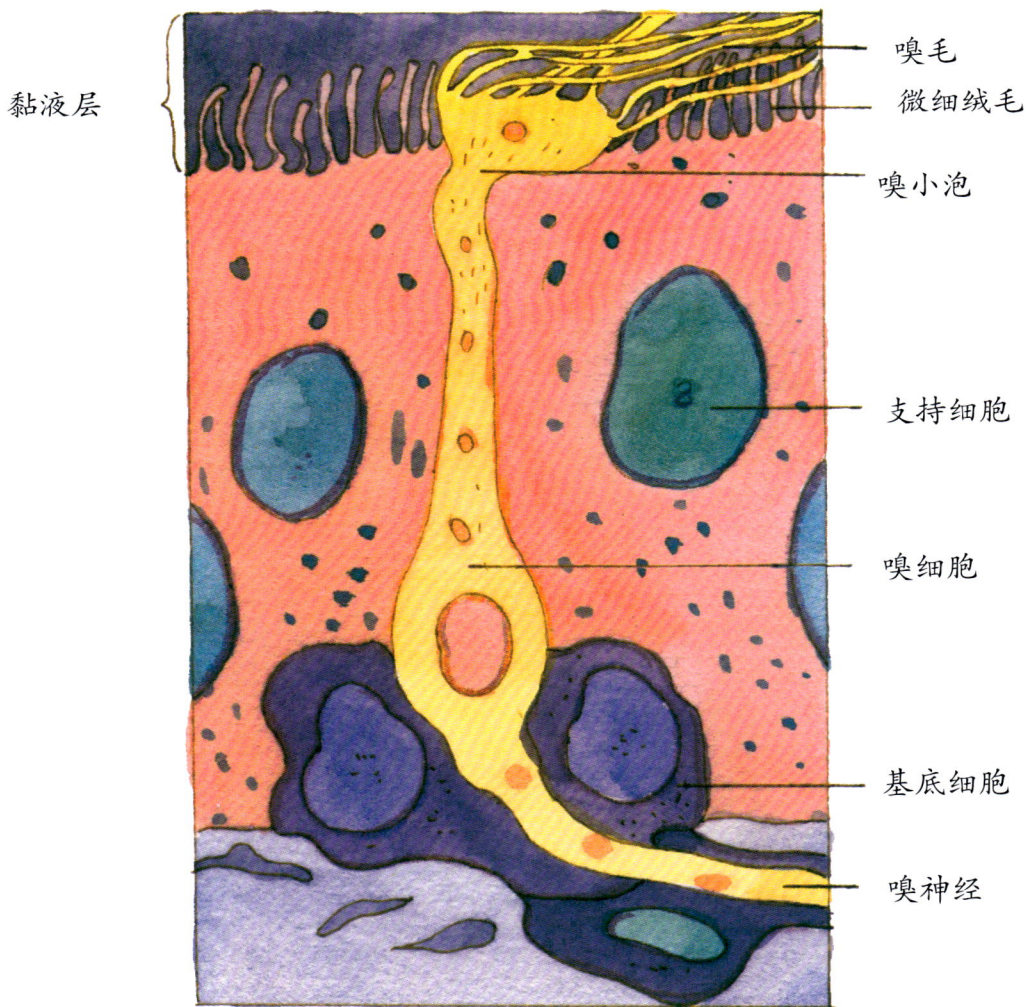

黏液层

嗅毛
微细绒毛
嗅小泡
支持细胞
嗅细胞
基底细胞
嗅神经

嗅觉感受器

感觉系统

感觉系统是神经系统中处理感觉信息的一部分，包括感受器、神经通路以及大脑中和感觉知觉有关的部分。我们看到、听到、尝到、闻到、触碰时产生的感觉都会经由感觉系统处理，使我们能够完成看书、欣赏音乐、品尝美食等日常活动。

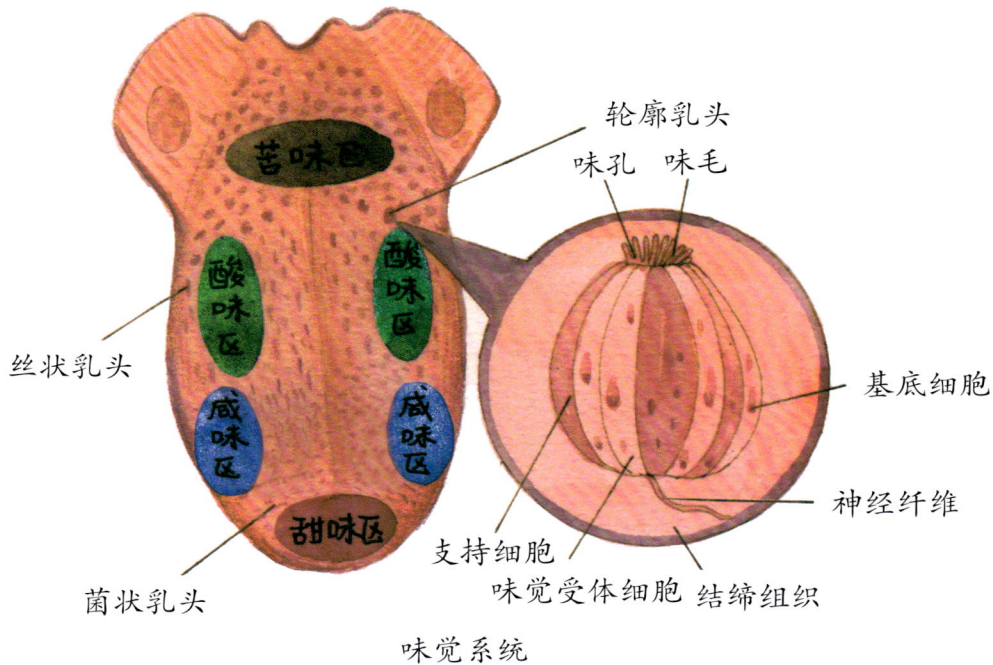

味觉系统

大脑皮质

不同的感觉由特化的大脑区域进行处理。这些区域可以对信息做出应答，这个过程往往是无意识的。

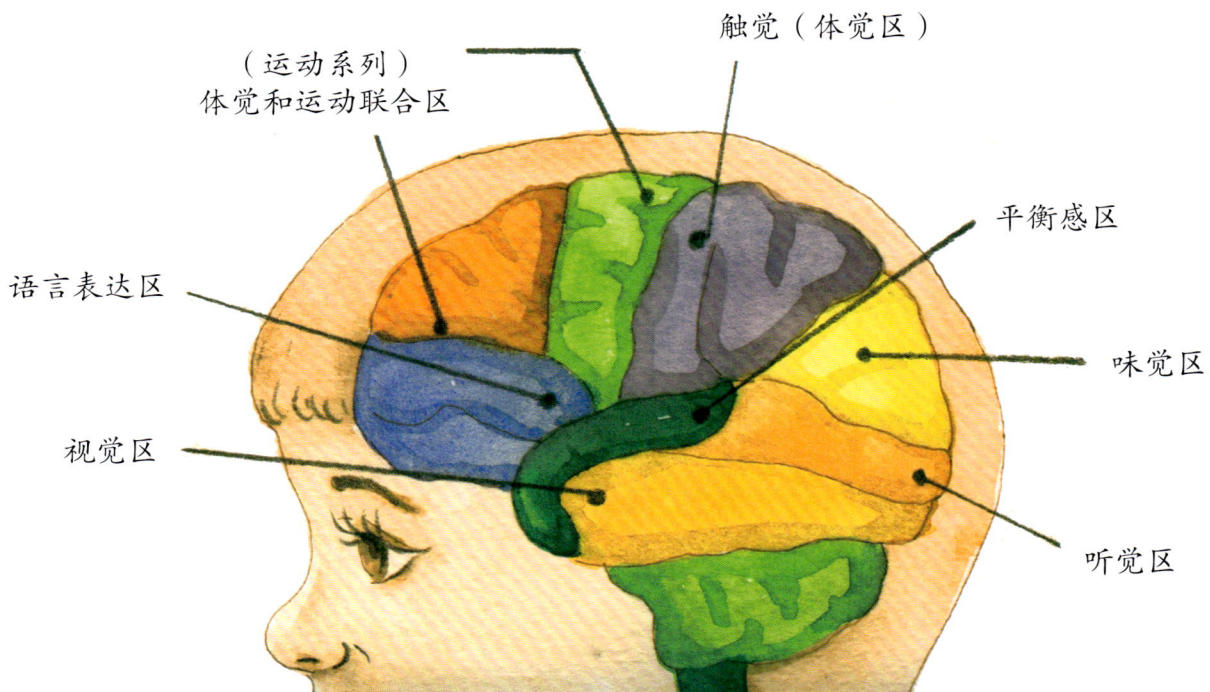

▶ 你不知道的五感趣事

五感的发育有先后顺序。触觉和听觉在胎儿期就完成发育，嗅觉、味觉、视觉需要在出生后逐渐完成。人体皮肤与大脑是由同一组织分化出来的，可以说皮肤是大脑的外层或大脑的延伸部分；视觉是最高等的感觉，人类到 12 岁时视力才发育稳定。

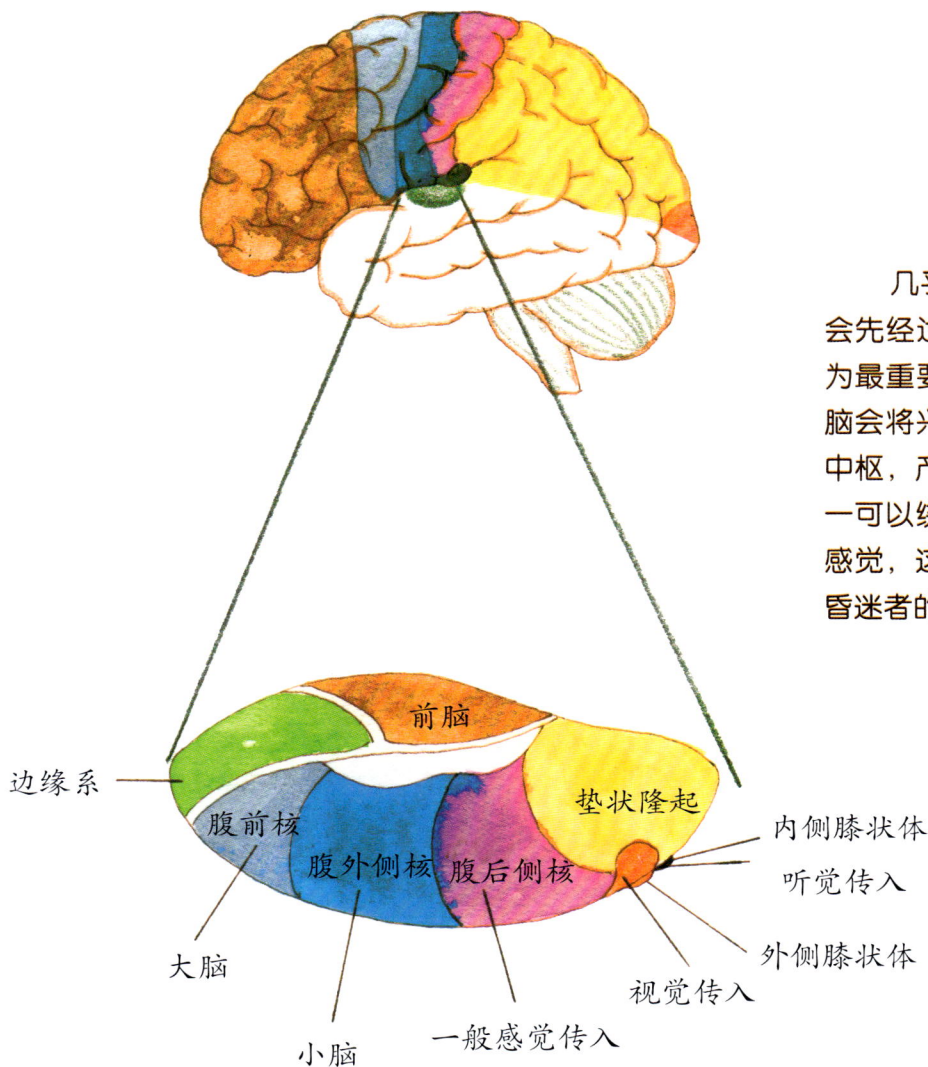

几乎全身所有的感觉冲动都会先经过脑干，再到达丘脑。作为最重要的感觉传导接收站，丘脑会将兴奋传导至大脑皮质相应中枢，产生相应感觉。嗅觉是唯一可以绕过丘脑直达大脑皮质的感觉，这就是可以用嗅盐来唤醒昏迷者的原因。

前脑

边缘系

腹前核

垫状隆起

腹外侧核　腹后侧核

内侧膝状体
听觉传入

大脑

外侧膝状体

视觉传入

小脑

一般感觉传入

我们的身体非常智能，如果某一个器官出现了问题，那么其他器官的功能就会相应增强，来帮助解决问题，这就是"代偿功能"。例如，盲人虽然看不见，但他们的听觉、触觉会特别灵敏，走路时可以用听觉来判断物体距离。

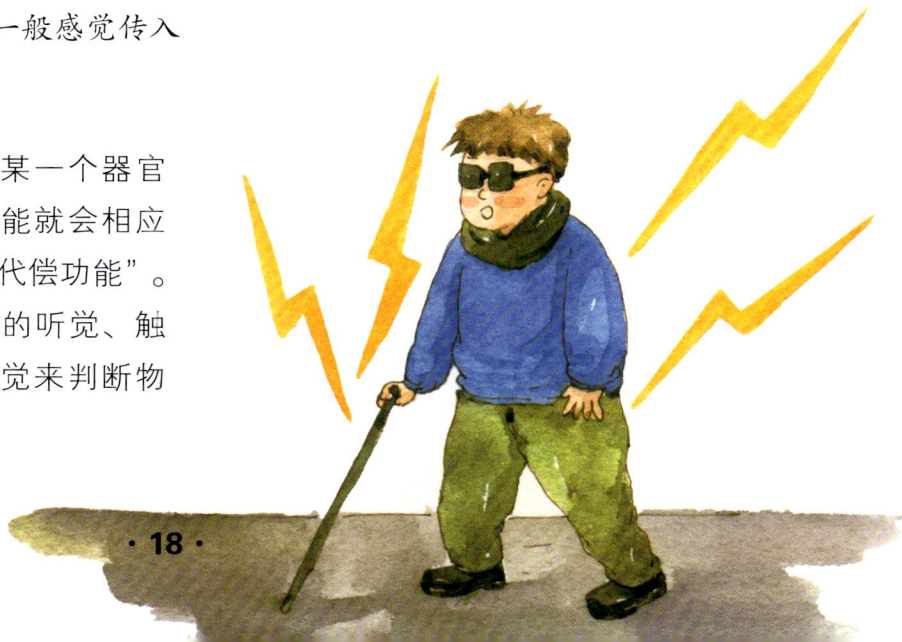

▶ 左脑五感与右脑五感

通常，我们的眼睛、鼻子、耳朵、舌头、皮肤都是通过左脑的处理才能获得感觉。一般人的右脑很难发挥它的潜在本能，五感都受到左脑理性的控制与压抑。懂得活用右脑的人可以听音辨色，或者根据所看、所听联想到图像、闻到味道等，这就是"共感"。

> 做梦的时候没有使用嗅觉和味觉，"好吃"的感觉其实是右脑创造出来的。

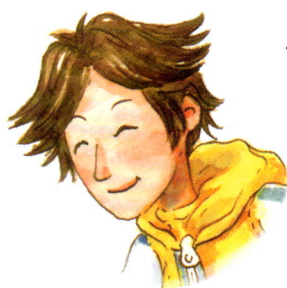

右脑的五感只在沉睡中处于开放状态，也就是说，我们在做梦时感受到的感觉其实都是右脑创造的。右脑的五感包藏在右脑底部，称为"本能的五感"，和潜意识有关。

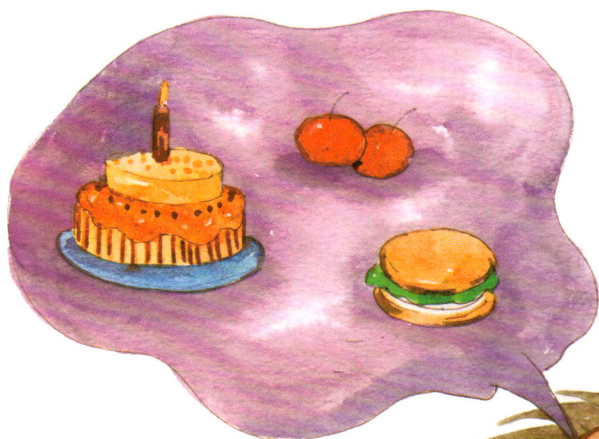

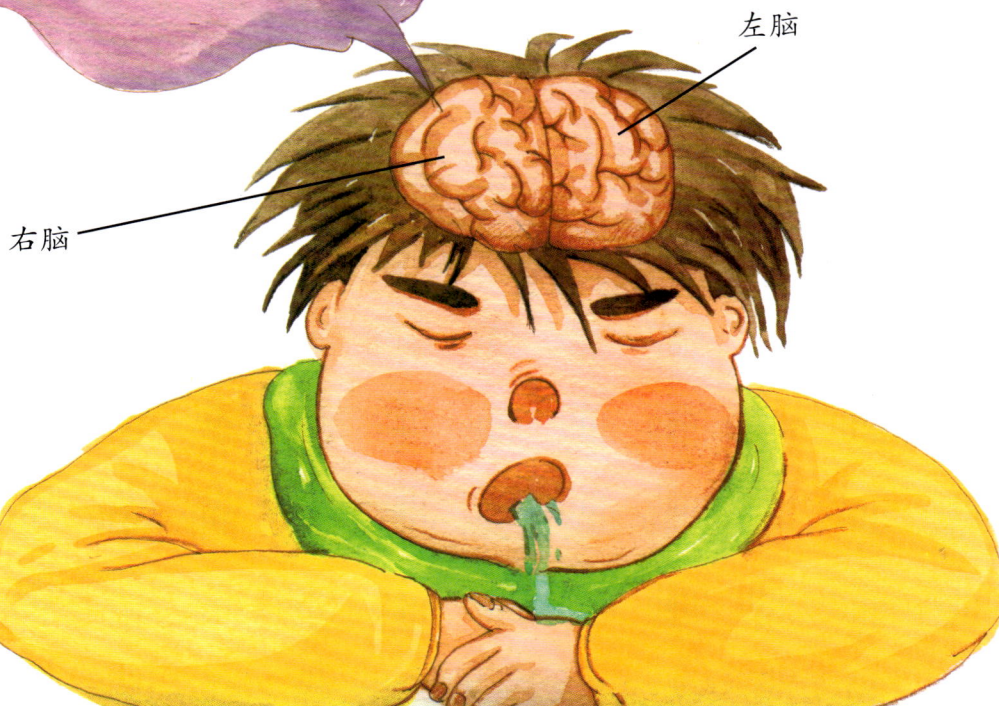

左脑

右脑

第 2 节　我们的眼睛是如何看见东西的

▶ 眼睛由什么构成

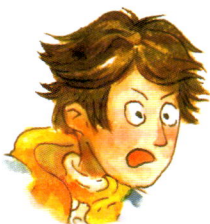

不可以！眼珠的颜色是由虹膜的颜色决定的，不同的人种，眼珠的颜色会不同。

我的眼睛可以变成蓝色吗？

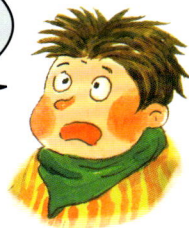

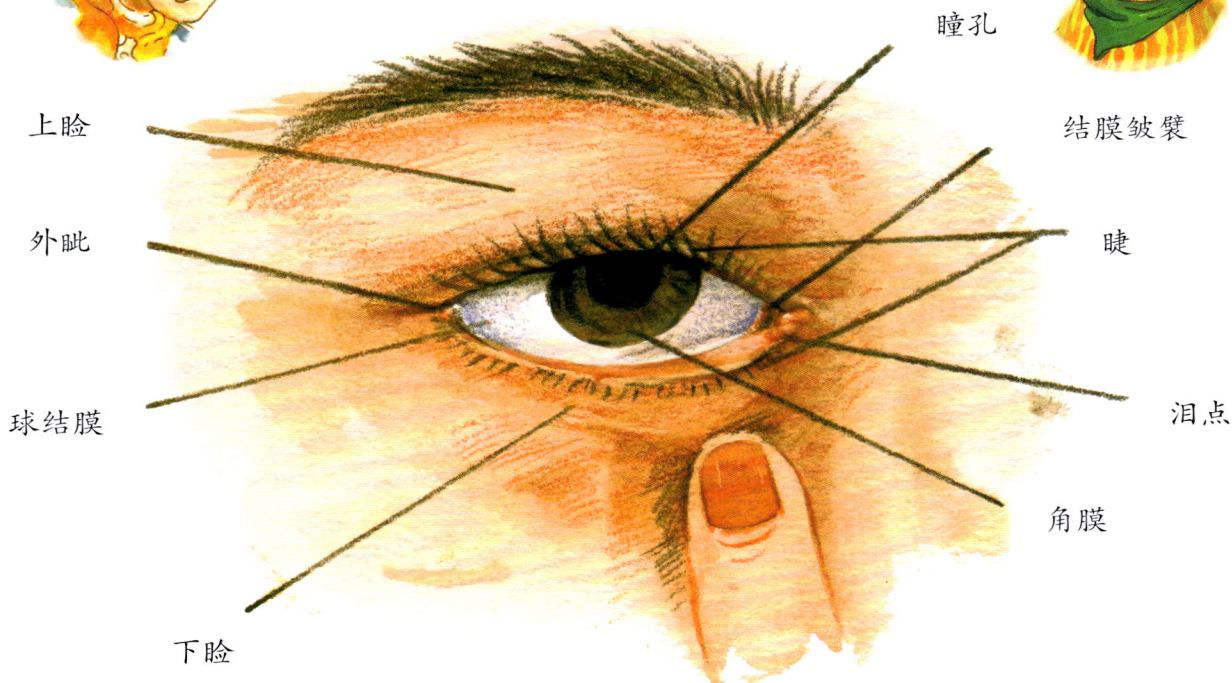

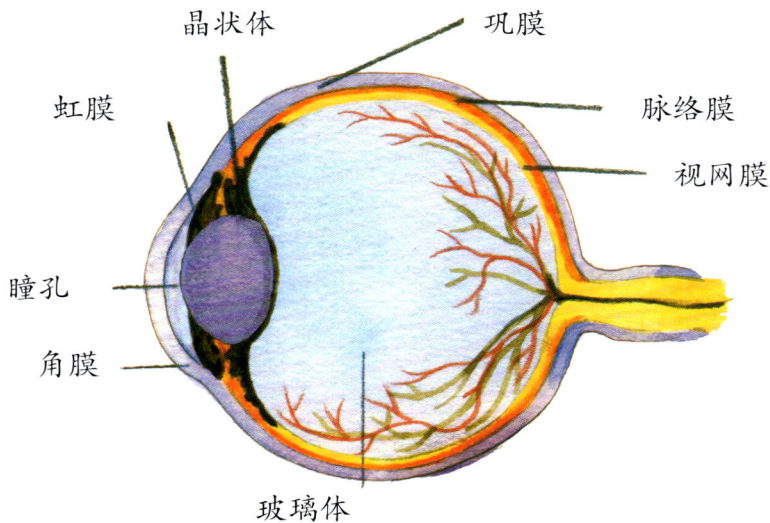

上睑

外眦

球结膜

下睑

瞳孔

结膜皱襞

睫

泪点

角膜

晶状体

巩膜

虹膜

脉络膜

视网膜

瞳孔

角膜

玻璃体

扫码领取

- ⊘ 科学实验室
- ⊘ 科学小知识
- ⊘ 科学展示圈
- ⊘ 每日阅读打卡

▶ 能从外面看到的"脑"

在漫长的生物进化过程中，为了更好地观察世界，大脑抽出了自己的一部分来创造观察世界的重要器官——眼睛。这样，原始人类就能利用外露的双眼来观察，避免猛兽袭击或者被绊倒了。

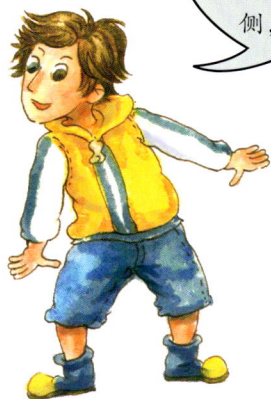

人类的眼睛长在头部正前方，主要是为了捕食；草食动物的眼睛长在头部两侧，主要是为了躲避天敌。

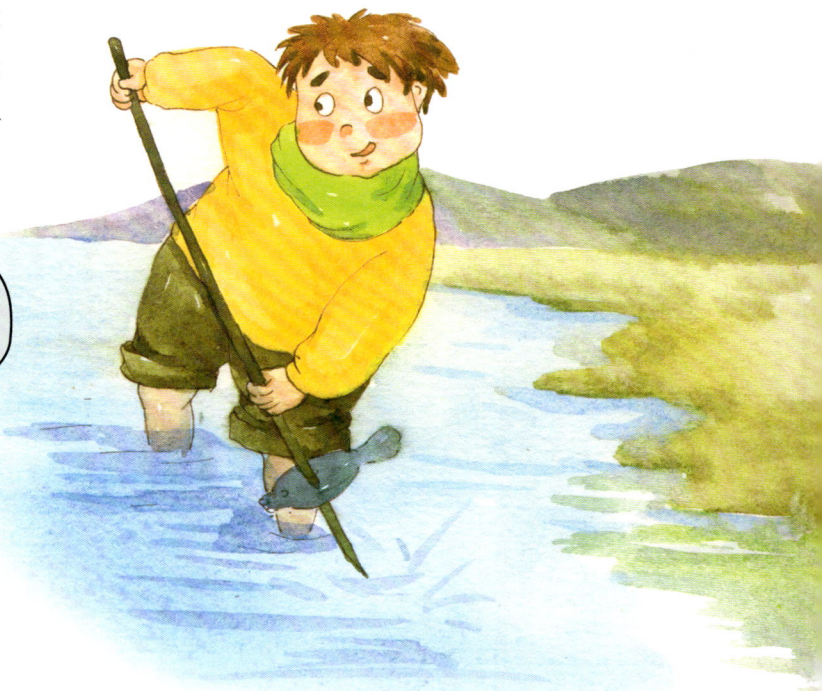

眼睛是人体最精密的"仪器"，它体积虽小，但里面却包含了200万个工作元件，用来发挥"看"的功能。5.5亿年前，最简单的"眼"出现在单细胞动物的光感受器上。

当胎儿还在妈妈子宫中时，最先出现的器官既不是手也不是脚，而是大脑与眼睛。眼睛的生理发育在出生后仍持续进行，通常宝宝的视力一直要到4岁才达到正常标准，12岁左右视力发展才会完全稳定。

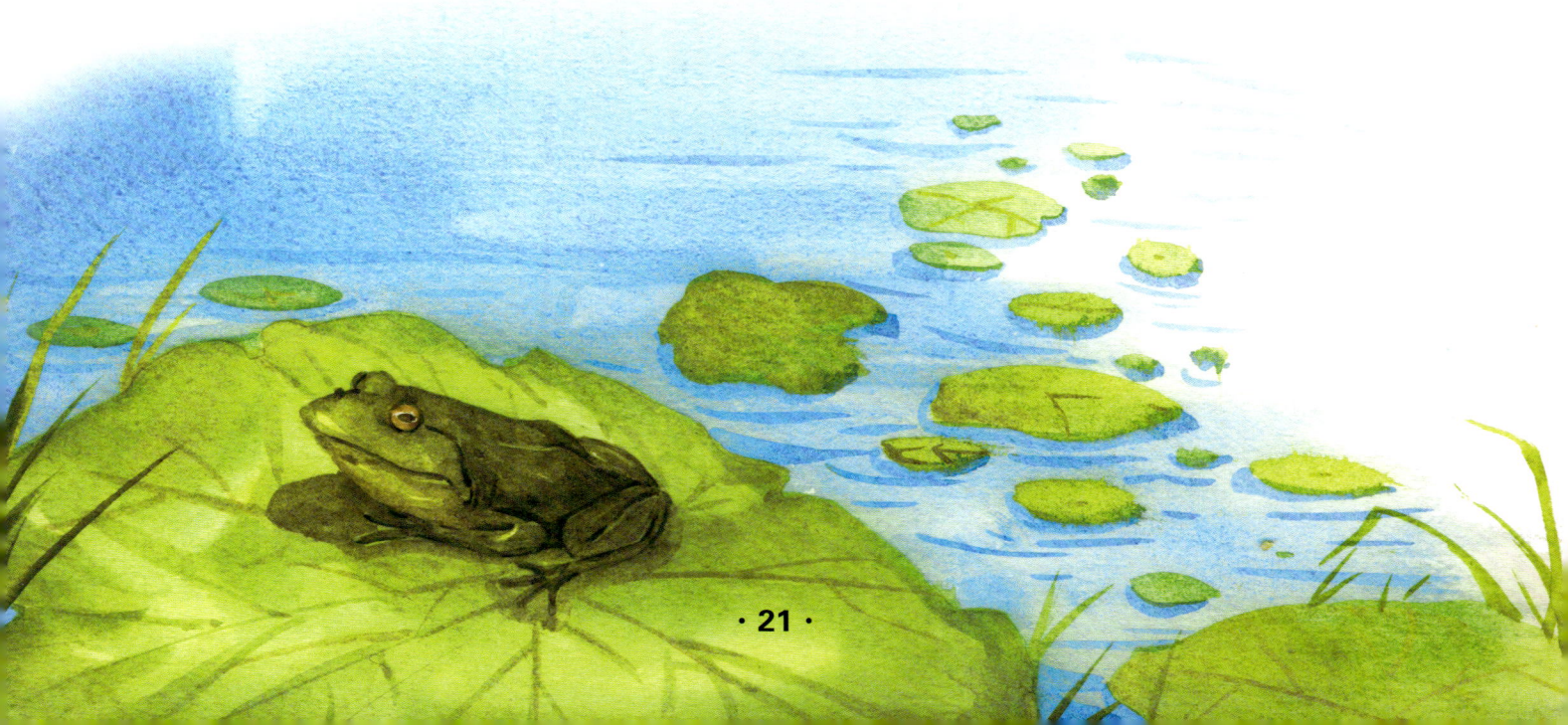

▶ 从眼睛到大脑——光波的旅行

光线的传递路径

光线—角膜—瞳孔—晶状体（折射光线）—玻璃体（固定眼球）—视网膜（形成物像）—视神经（传导视觉信息）—大脑视觉中枢（形成视觉）。

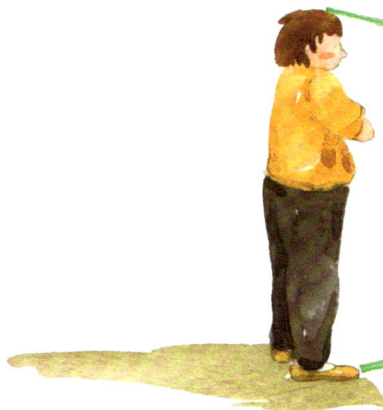

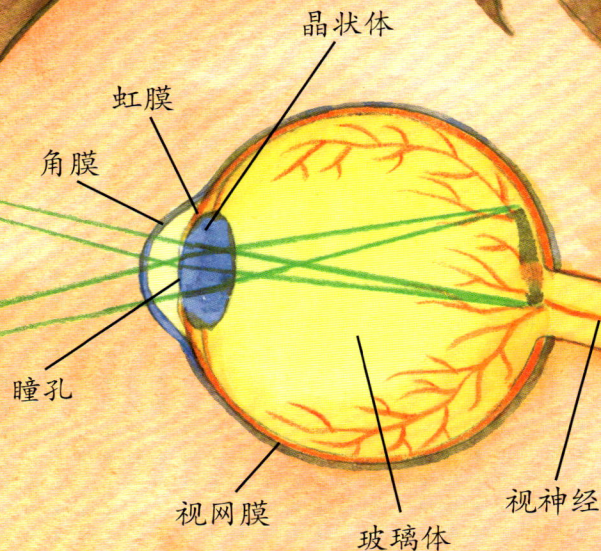

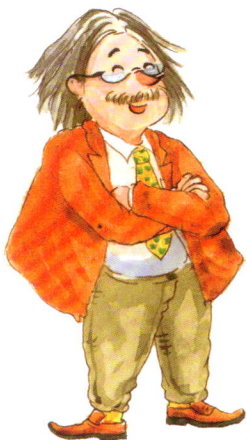

晶状体

虹膜

角膜

瞳孔

视网膜

玻璃体

视神经

我们所看到的物体其实是物体发出来的光线或者反射出来的光线。光线进入眼睛才能形成物体的像。

脑内的深加工

眼睛内的视觉神经将光学信号送向视网膜，而视网膜又将光学信号转变成神经冲动传向大脑，让我们能够看见物体的形状。不过我们的两只眼睛分别看到的物体稍微有些不同，但大脑会对比这些差异，准确判断出物体的距离及产生三维图形。

晶状体对焦

外界的光线进入眼睛后，眼角膜完成约 2/3 的折射工作，剩下的 1/3 由晶状体完成。晶状体周围的睫状肌可以在 1 秒钟内多次改变晶状体的形状，使眼睛能在 1/10 秒内完成从近到远的聚焦。

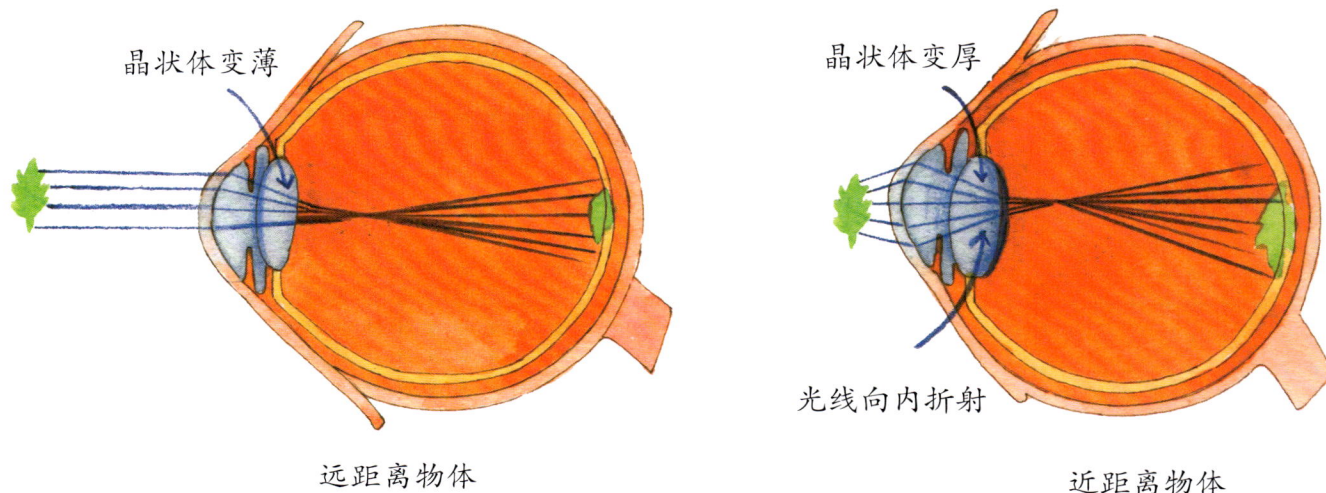

晶状体变薄

晶状体变厚

光线向内折射

远距离物体

近距离物体

虹膜调节光线量

虹膜能根据光的强弱调节瞳孔的大小。在亮的地方，虹膜变得松弛，瞳孔变小，避免过强的光线伤害眼睛；在暗的地方，虹膜收缩，瞳孔变大，尽可能地收集更多的光线。

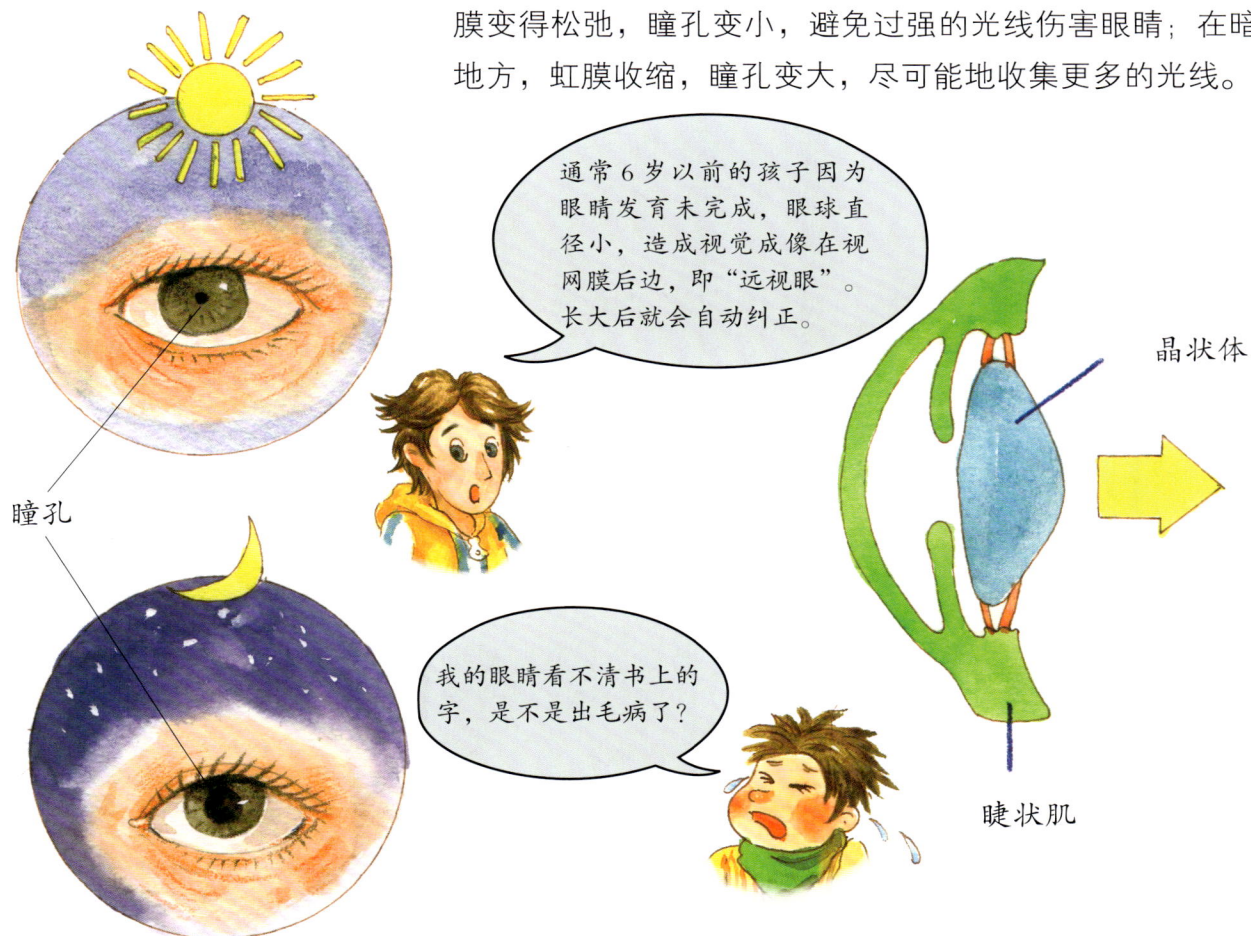

瞳孔

通常 6 岁以前的孩子因为眼睛发育未完成，眼球直径小，造成视觉成像在视网膜后边，即"远视眼"。长大后就会自动纠正。

晶状体

睫状肌

我的眼睛看不清书上的字，是不是出毛病了？

其实，并不是眼睛在看世界，而是大脑在"看"。我们每天都用"脑"在看，眼睛看到的东西经过大脑的记忆、分析、判断、识别等过程，在大脑形成物体的形状、颜色等概念，这就是脑视力。

人是视觉动物，因为视觉中枢几乎占据了整个大脑皮质的一半。左半球的视觉中枢接收来自右眼的信息量更多，右半球的视觉中枢接收来自左眼的信息量更多。视觉中枢越小，就越有可能产生错觉。

大脑识别眼睛传递过来的信息，进行判断分析

眼睛看到物体，再把信号送到大脑辨识，这个过程只需要 0.05 秒。

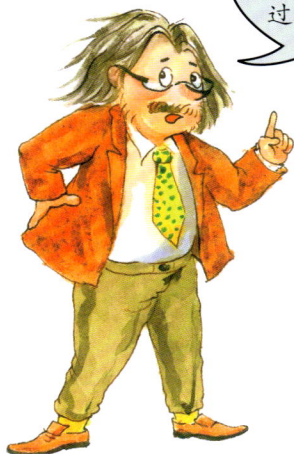

扫码领取

⊘ 科学实验室　⊘ 科学小知识
⊘ 科学展示圈　⊘ 每日阅读打卡

我们的眼睛非常高效，每小时就可以处理多达 3.6 万位数的信息。大脑每天 75% 的工作都是处理来自眼睛的视觉信息。换句话说，看东西其实是最消耗脑力的工作。

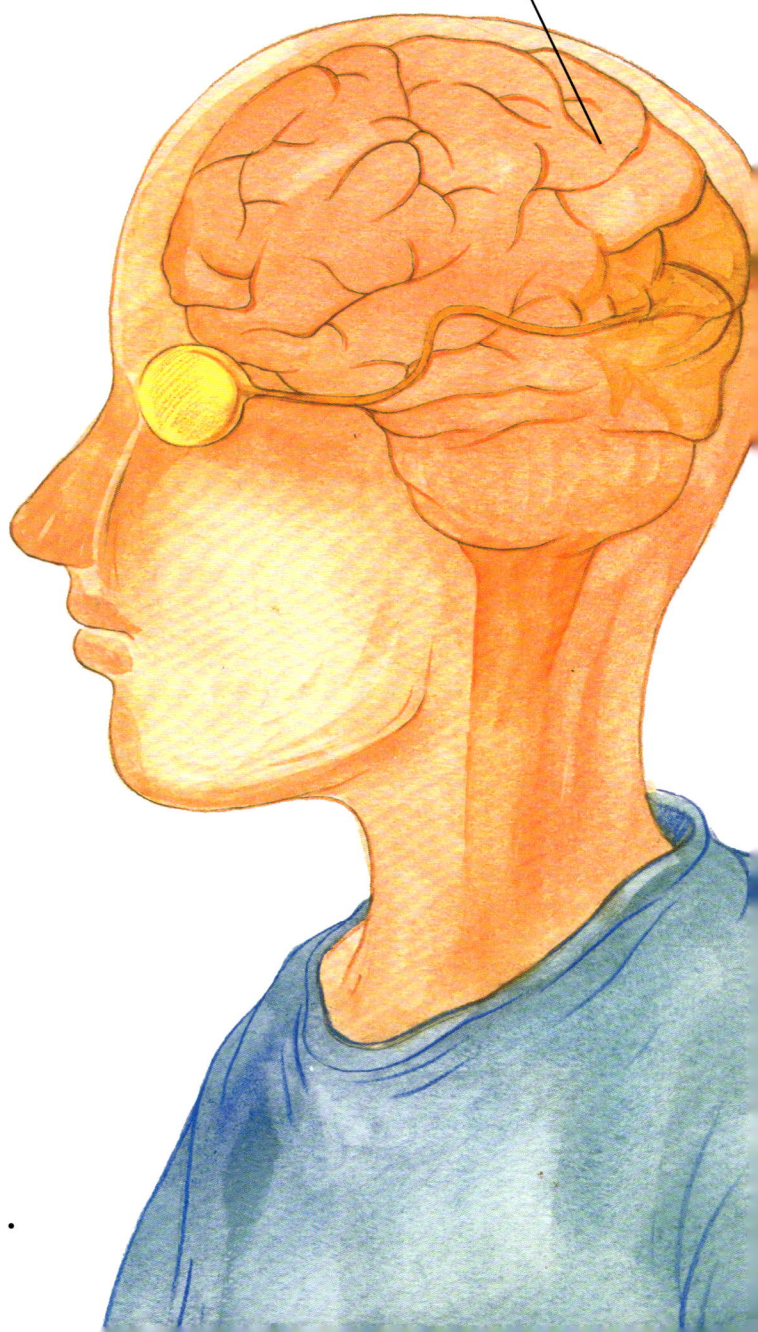

▶ 眼睛的视力范围

人的双眼能看见周围约 200° 以内的物体，中间重合的 54° 是双眼聚焦的范围，也是我们用来感知色彩和物体细节的视觉区域。聚焦范围以外负责感知运动和物体形状。

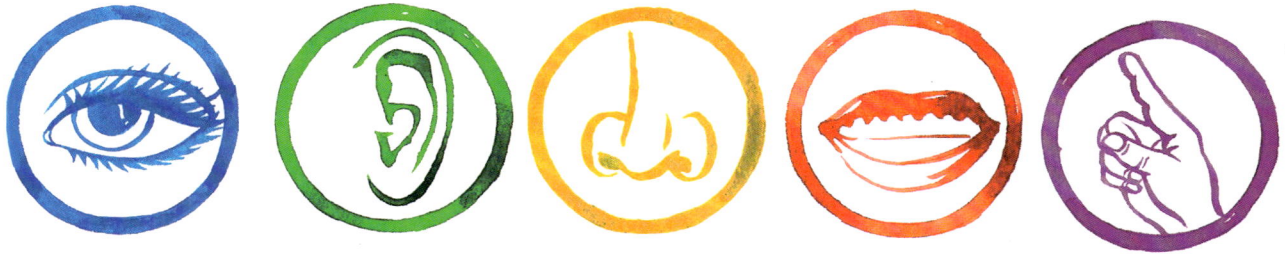

用一只眼睛看的话，60° 以内是最舒适的范围。

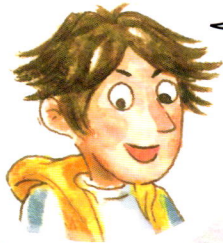

我怎么看不清侧面！

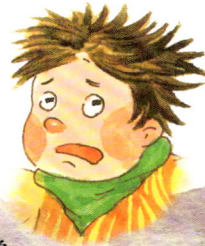

要想看得更远、更广，必须转动你的眼球。通常，人的眼睛最快可以以每秒 500° 以上的速度将视线转移到另一处，去搜寻、注视、跟踪感兴趣的目标。离物体越近，眼球转动得就越快。

单目成像

双目成像

感知色彩和细节

单目成像

60°　54°　　　54°　60°

视觉系统

▶ 为什么要有两只眼睛

相比只用一只眼睛，两只眼睛更具有生存优势，因为两只眼睛能更准确地测量距离，可看见的范围更广。两只眼睛看到的重叠部分，可以组合成物体的立体像。

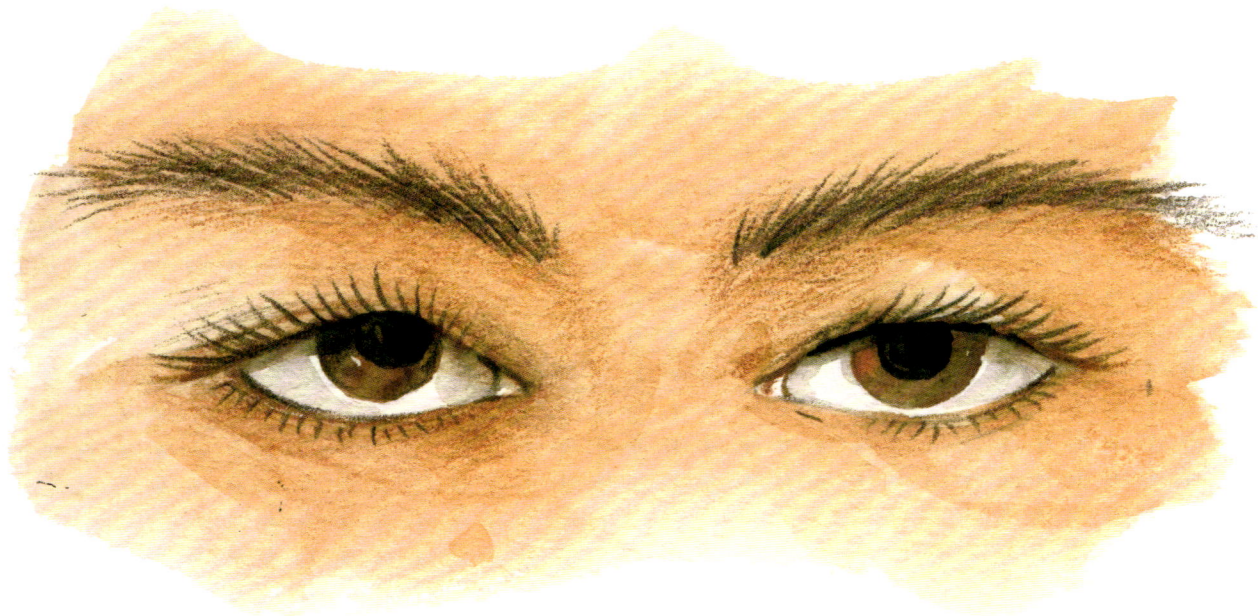

人有两只眼睛并长在同一个平面上是非常有优势的。虽然视野范围缩小了，但可以形成双目视差，因此就能在大脑中形成立体的图像。其他动物如鹅，它的眼睛长在头部两侧，虽然视野宽广了，但不能形成双目视差，也就不能形成立体的图像了。

人类存在着"第三只眼睛"——松果体，它的结构与功能类似于眼睛。随着漫长的进化，松果体逐渐从颅骨外面藏到了大脑里面，发挥着生物钟的作用，我们日落而息的习惯就是由这个小器官控制的。

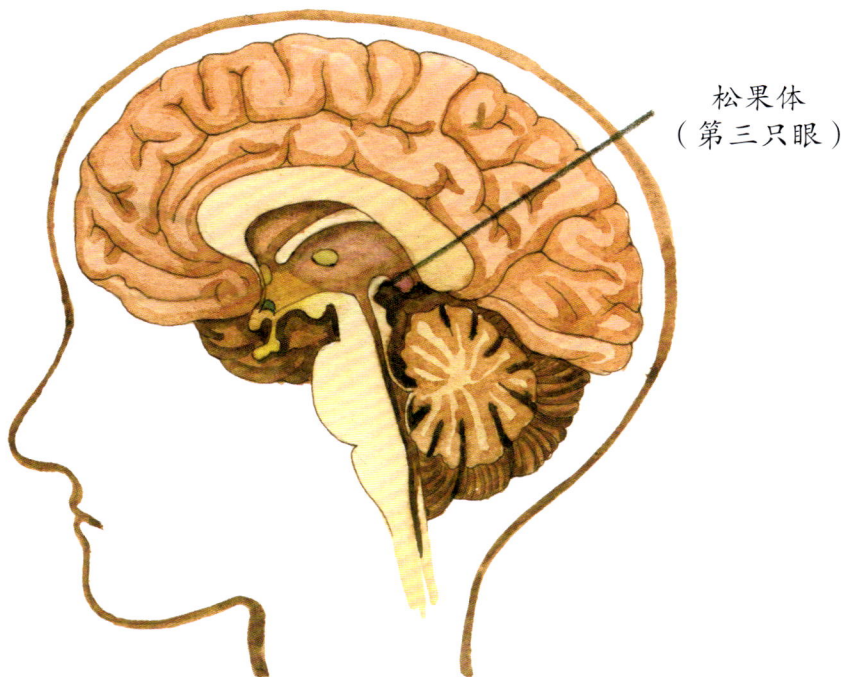

松果体
（第三只眼）

立体电影就是利用了双目视差的原理。人们用两台摄像机模拟左右两眼视线，分别拍摄两幅影片。放映时，用两台放映机将两个画面同步投射在同一个银幕上，观众戴上特制的3D眼镜就可以产生立体效果。

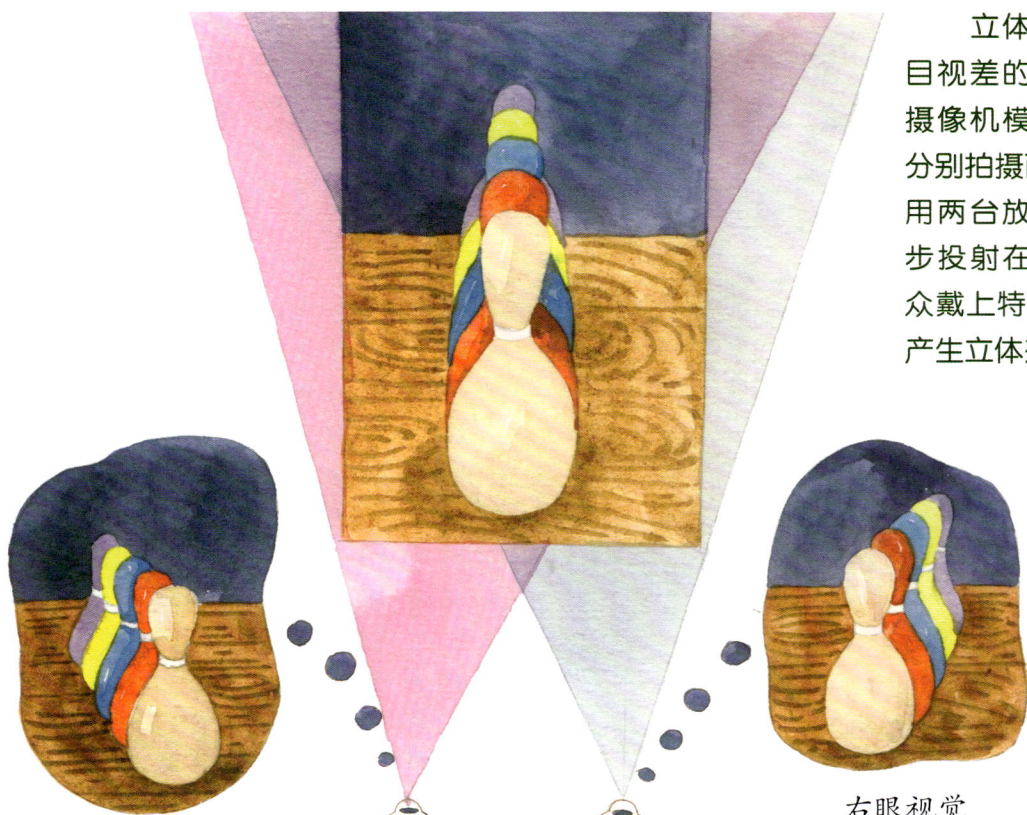

右眼视觉

左眼视觉

如果眼睛不在同一个平面上就不能形成双目视差。

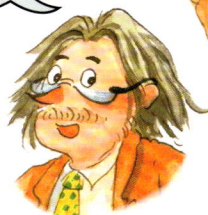

博士您看我的斗鸡眼能不能有双目视差？

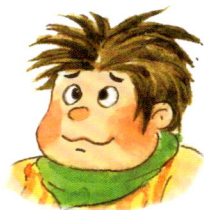

随着观察物体距离地增加，两只眼中成像的夹角减小。一般超过500米，双眼视网膜上的成像基本就重合了，立体感也就不明显了。比如观察远距离的月亮和相对近些的树梢感觉两者几乎在一个平面上，这也正是我们总感觉到月亮挂在树梢上的原因。

▶ 立体魔术——双目视差

人的两眼在水平面上相距约6厘米，因此看前方物体时，左眼会看到物体的左边多一点，右眼看见物体的右边多一点，这种差异就叫双目视差。因为有双目视差，所以大脑能形成立体视觉。

▶ 眼睛也有主次之分

经常被主要使用的那只眼睛称为主视眼，也叫注视眼、优势眼，另外一只眼睛叫辅视眼。通常，我们都会无意识地依靠主视眼来看东西，辅视眼发挥的作用较少，而且主视眼看到的东西会被大脑优先接受。

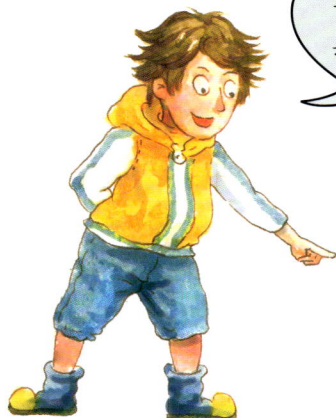

> 主视眼往往比辅视眼发育得好，因为主视眼运动多，获得的补给也多。

从神经学的角度来看，主视眼的出现是因为两只眼的视觉输入量不同，从而导致视网膜和后面的视觉中枢的连接强度不同。大脑也会针对主次，习惯性地利用主视眼的成像来分析和定位物体。

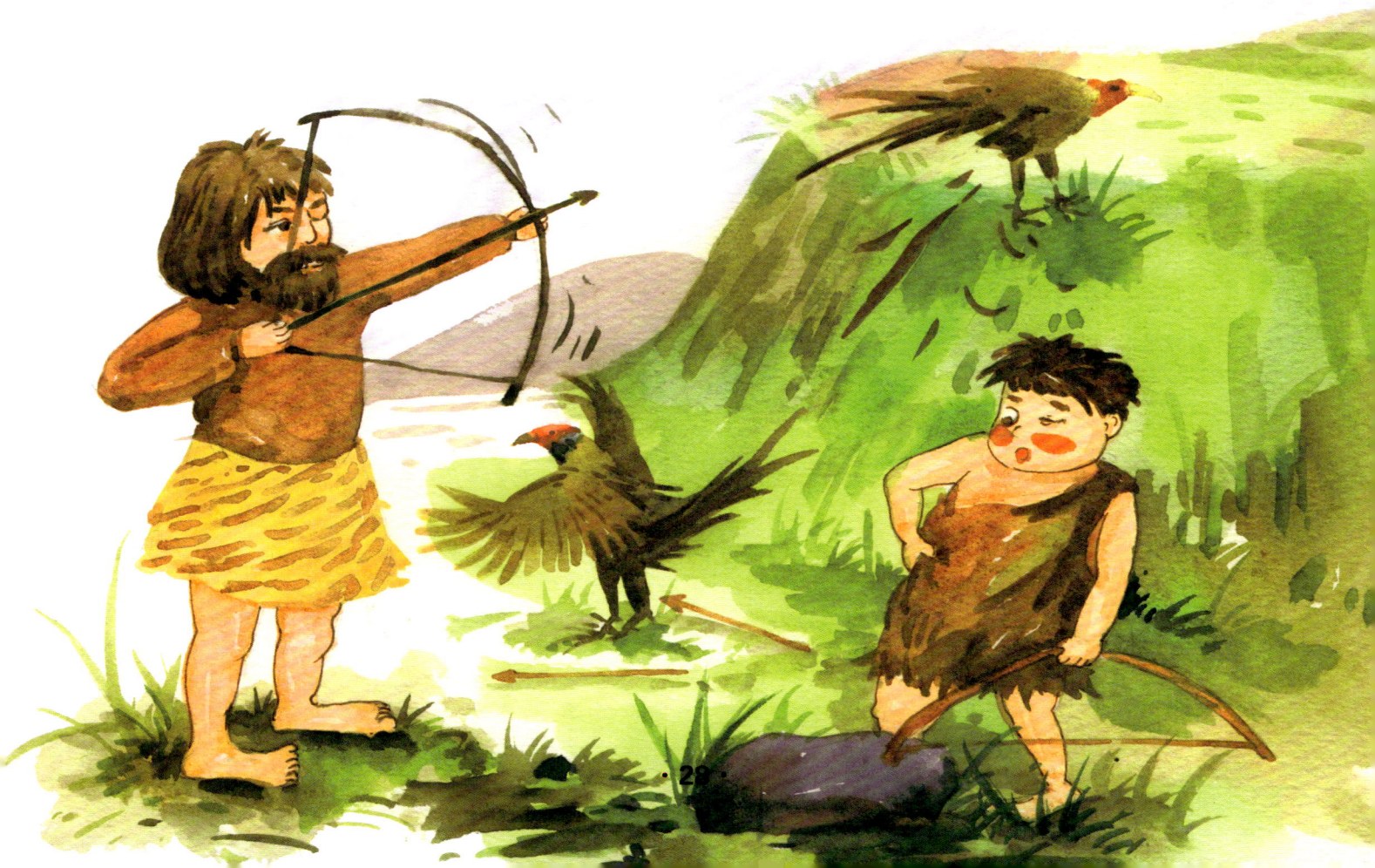

1. 用一只手圈成一个圈。

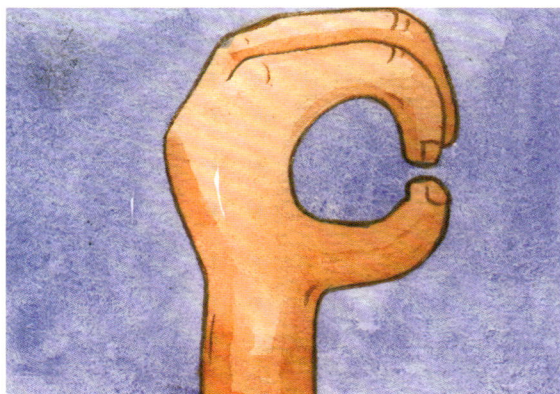

2. 对准稍远处的一个参照物，把它圈进圈里。

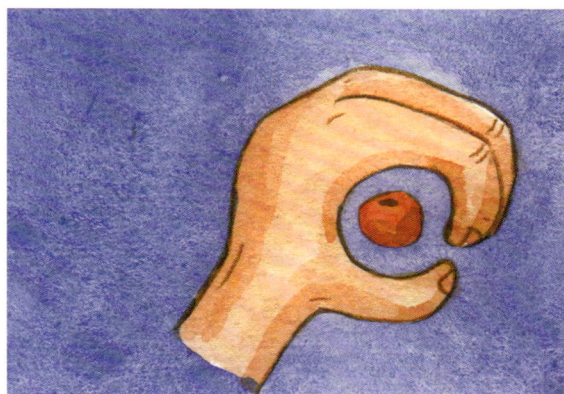

3. 闭上一只眼睛，用另外一只眼睛观察参照物。如果参照物在圈里，那这只眼睛就是你的主视眼。

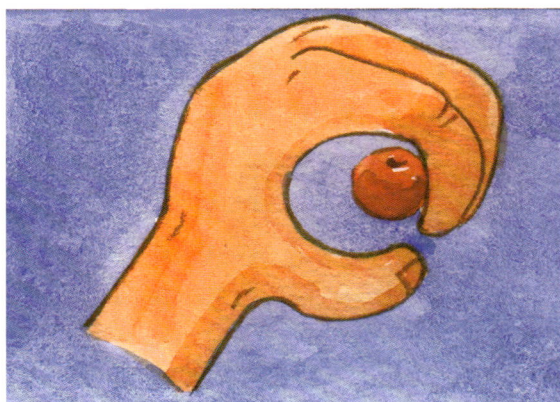

4. 换另外一只眼睛观察，如果感觉参照物在圈中发生偏移，那么这只眼睛就是你的辅视眼。

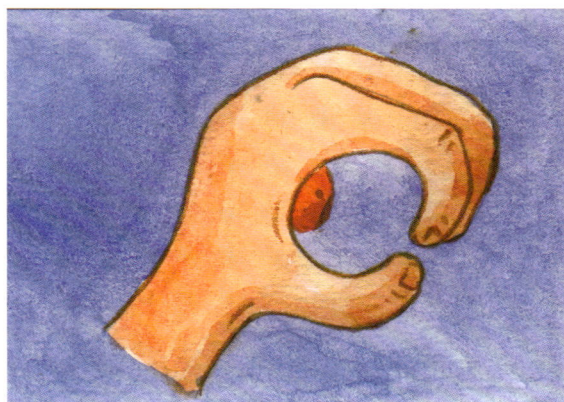

通常情况下，主视眼负责观察具体的细节，所以分辨率会更高，能看到更多的细节。辅视眼的功能正好相反，它的作用是观察背景，对色彩等的敏感度会更高。

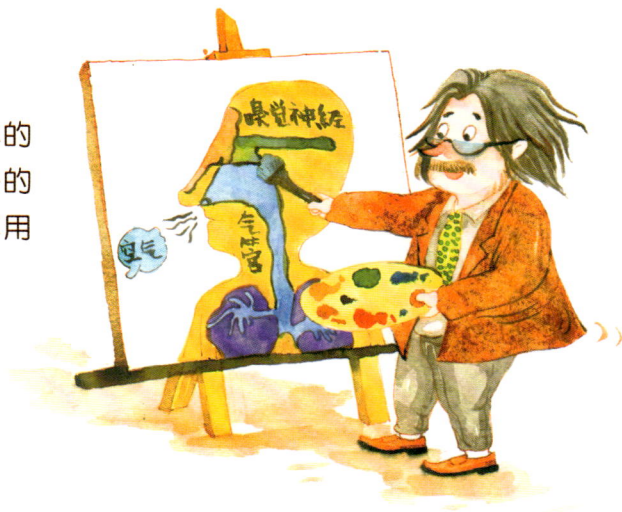

▶ 如何捕捉精彩的颜色及细节

不是所有的动物都能看到各种各样的颜色。人的眼睛约能区分 1 000 万种颜色，单单是灰色就已经能辨识出 500 种深浅度了。人能看见物体的形状和颜色，是因为眼睛里的两种感光细胞——视锥细胞和视杆细胞，这两种细胞不断地向大脑传输数十亿个神经信号。

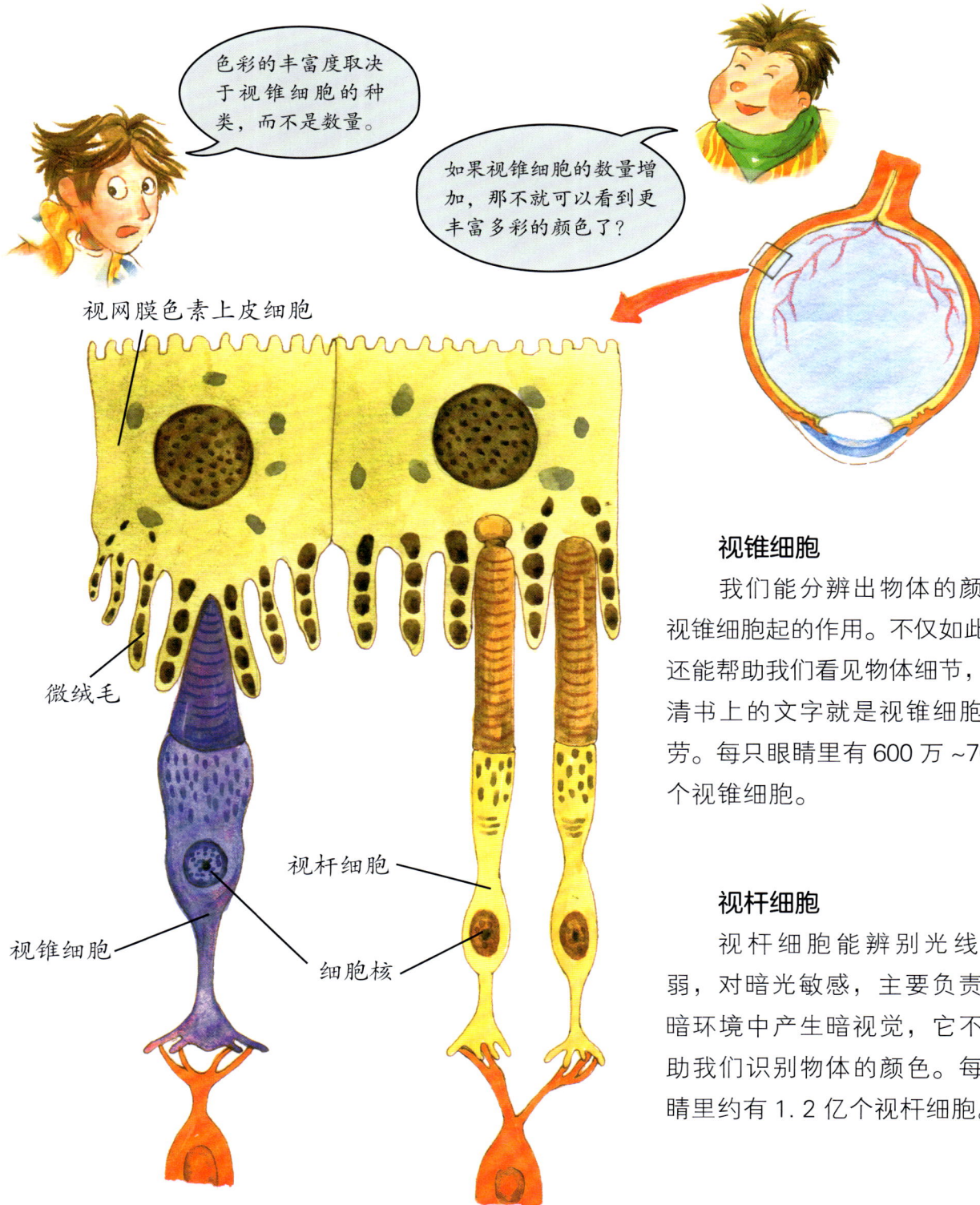

色彩的丰富度取决于视锥细胞的种类，而不是数量。

如果视锥细胞的数量增加，那不就可以看到更丰富多彩的颜色了？

视网膜色素上皮细胞

微绒毛

视杆细胞

视锥细胞

细胞核

视锥细胞

我们能分辨出物体的颜色是视锥细胞起的作用。不仅如此，它还能帮助我们看见物体细节，如看清书上的文字就是视锥细胞的功劳。每只眼睛里有 600 万 ~700 万个视锥细胞。

视杆细胞

视杆细胞能辨别光线的强弱，对暗光敏感，主要负责在昏暗环境中产生暗视觉，它不能帮助我们识别物体的颜色。每只眼睛里约有 1.2 亿个视杆细胞。

人眼的视锥细胞有3种，分别对红、绿、蓝3种光敏感。因此我们将红、绿、蓝这3种光称为光的三原色，它们相互叠加可以产生无数种颜色。

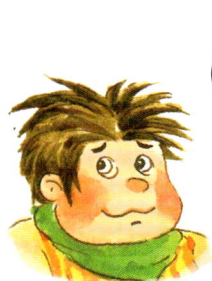

为什么我只看到一种颜色啊？

因为三种颜色的光线传输到视锥细胞，通过混色后，大脑只能感应出混合后的颜色。

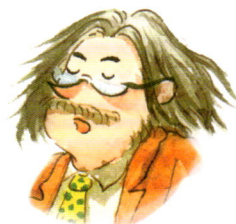

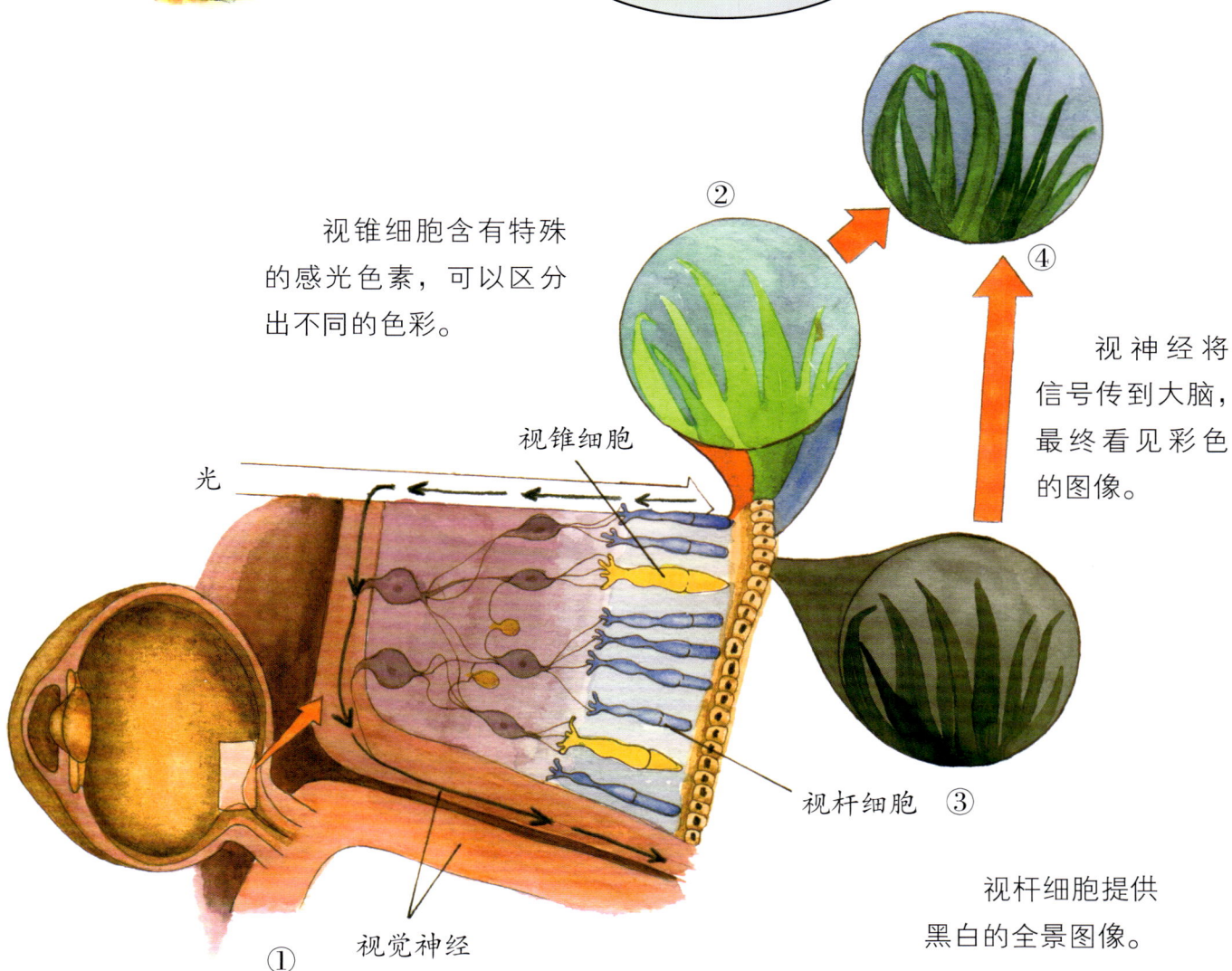

②

视锥细胞含有特殊的感光色素，可以区分出不同的色彩。

④

视神经将信号传到大脑，最终看见彩色的图像。

视锥细胞

光

视杆细胞　③

视觉神经

①

视杆细胞提供黑白的全景图像。

光线进入视网膜后，视网膜的视杆细胞和视锥细胞会将光线转化为神经信号。

第 **4** 节　视觉与色彩之间的微妙关系

　　不是所有人都能看见各种颜色，例如有些人就无法区分绿色和红色，这种情况叫"色盲"。如果视锥细胞的部分或全部发生问题，失去正常感受对应光刺激的功能，就会产生色盲。色盲主要和遗传有关，也有些与视神经出现问题有关。

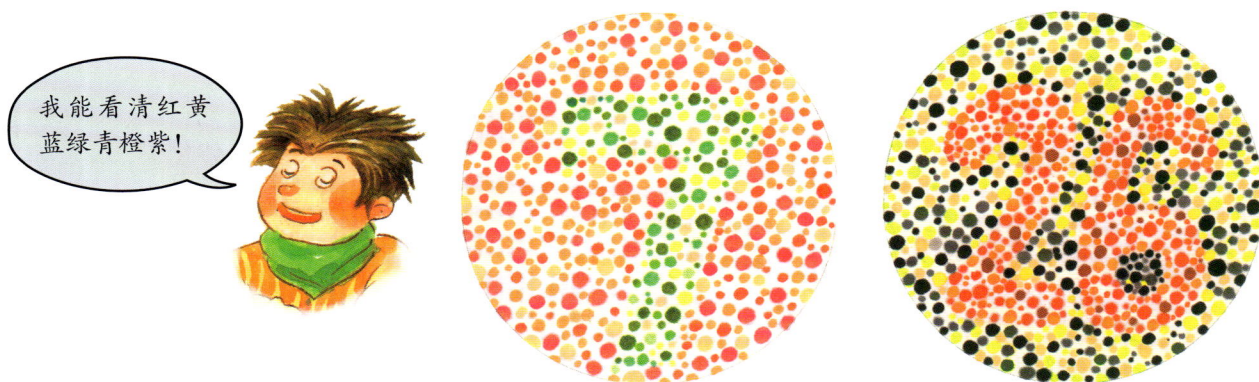

我能看清红黄蓝绿青橙紫！

　　色盲分为四类，第一类是红色盲（无法辨识红色），第二类是绿色盲（无法辨识绿色），第三类是蓝黄色盲（难以辨认蓝色和黄色），第四类是全色盲（只辨认黑色和白色）。

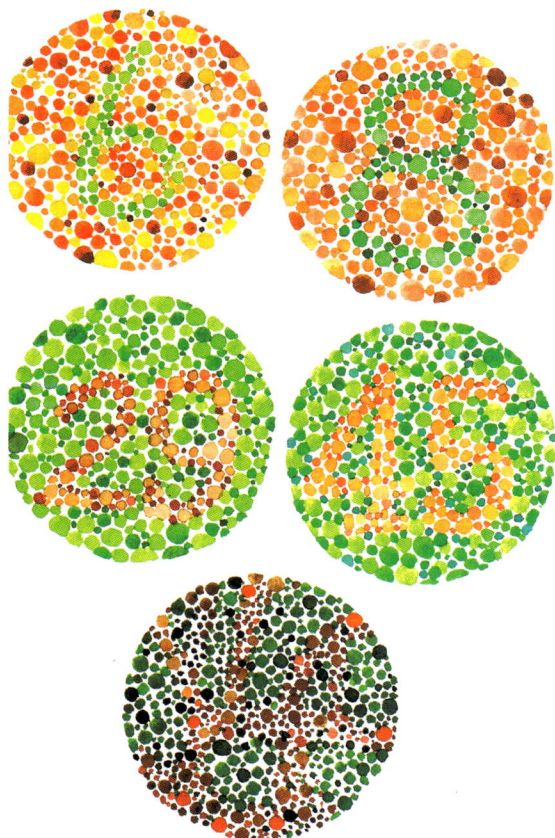

一些色盲患者会拥有极强的夜视能力。传说"一战"时，英军在夜晚派出的侦察员有很多是色弱或者色盲的士兵。

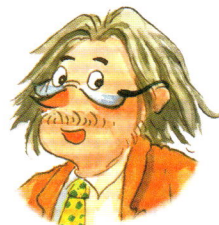

能看见更多色彩的人

　　正常人的眼睛只有3种视锥细胞，然而世界上却有2%的女性拥有4种视锥细胞，她们被称为"四色视者"。这种超级色觉拥有者比普通人多看到0.99亿种颜色，能感受到更广的色觉范围，这也许得益于她们的X染色体发生过基因突变。

▶ 色觉因人而异

女性比男性拥有更多的视锥细胞。因此，女性总是能比男性看到更多的色彩。

宝宝刚出生时看见的是由黑色、白色和灰色组成的世界。换句话说，所有的宝宝在出生的前3个月都是色盲。4个月后，宝宝就能够区别红、绿、蓝、黄等颜色，而且显示出对蓝、红的偏好。

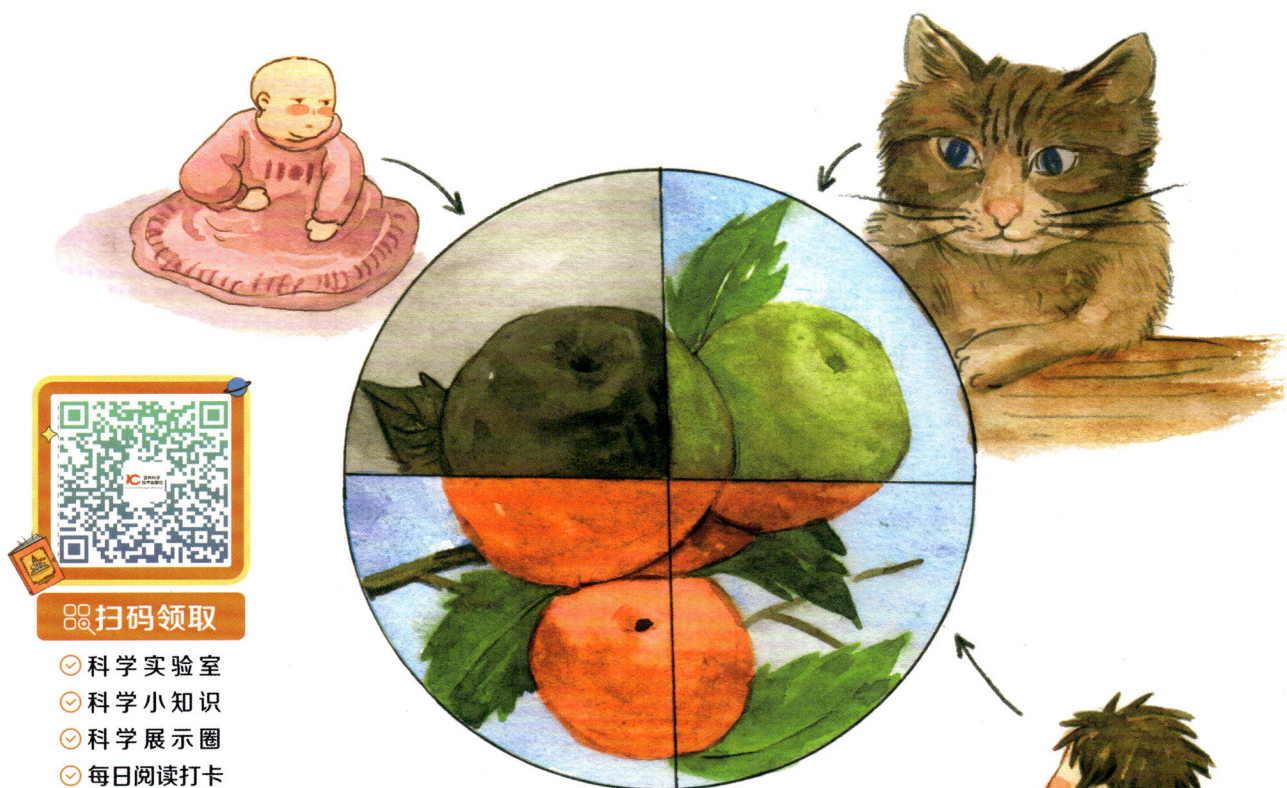

扫码领取
- 科学实验室
- 科学小知识
- 科学展示圈
- 每日阅读打卡

动物眼中的世界与人眼中的世界大不一样。相对于人类的三色视觉，大多数哺乳动物是二色视觉，例如牛、羊、马、狗、猫等，它们看到的世界接近黑白两色。而许多鸟类是四色视觉，它们看到的世界比人类更多姿多彩。

我们常说"耳听为虚，眼见为实"，真的是这样吗？来看看下面的图片，也许会让你怀疑你的眼睛。

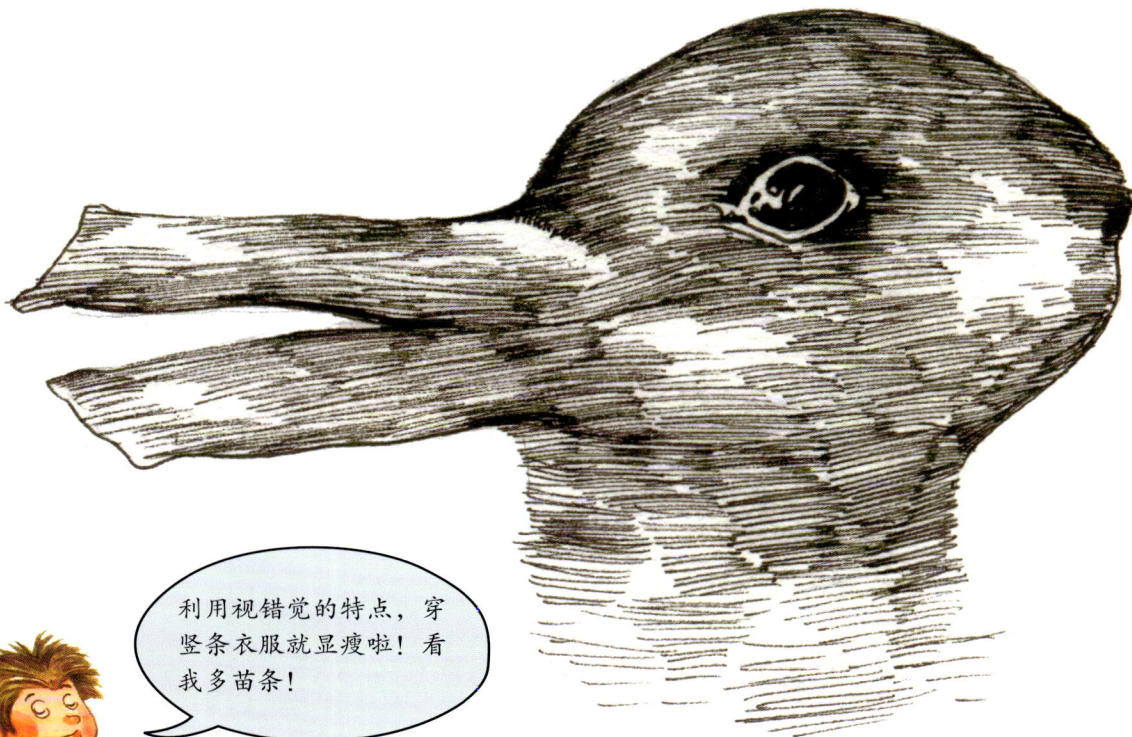

> 利用视错觉的特点，穿竖条衣服就显瘦啦！看我多苗条！

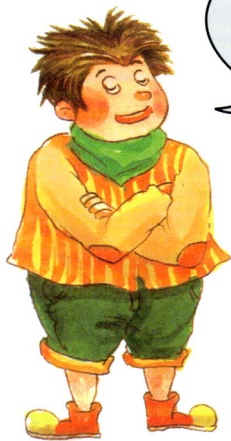

图中是兔子还是鸭子？

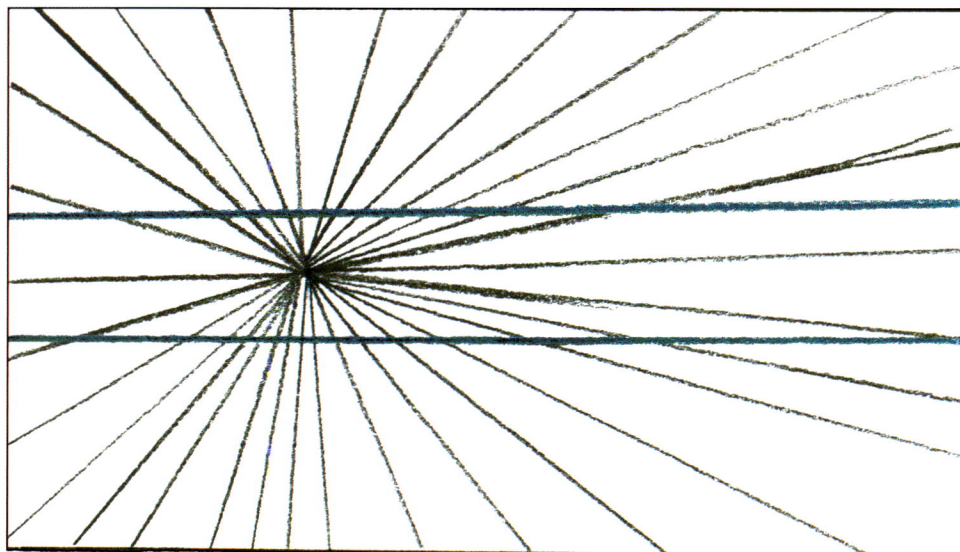

图中蓝颜色的线是曲线还是直线？

人们在观察物体时，由于物体受到形、光、色的干扰，还有生理、心理上的因素，往往会产生与实际不符的视觉误差，这就叫视错觉。

▶ 视错觉的运用——视觉暂留

眼睛也有惰性。光像一旦在视网膜上形成，视觉就会把这个光像保留一段时间，这种生理现象就叫视觉暂留。对中等亮度的光刺激，视觉暂留时间为 0.1~0.4 秒。

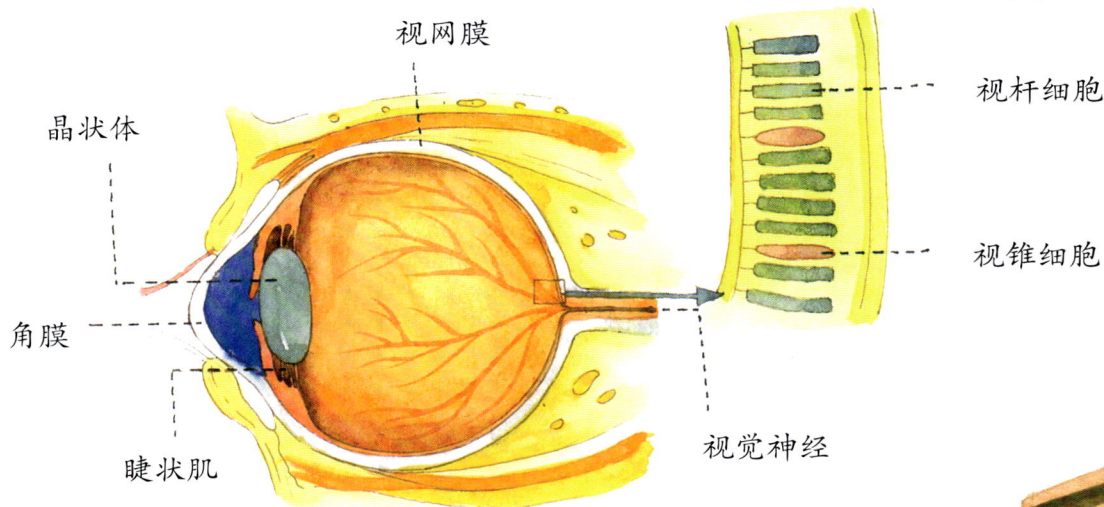

晶状体

视网膜

视杆细胞

视锥细胞

角膜

睫状肌

视觉神经

电影其实并不是连贯的画面，画面一般以每秒 24 帧的速度匀速转动，但人们却感觉不出其中的停顿。这就是利用了眼睛的视觉暂留特性，人眼在观看每秒 10~12 帧的图片时就会认为是连贯的。

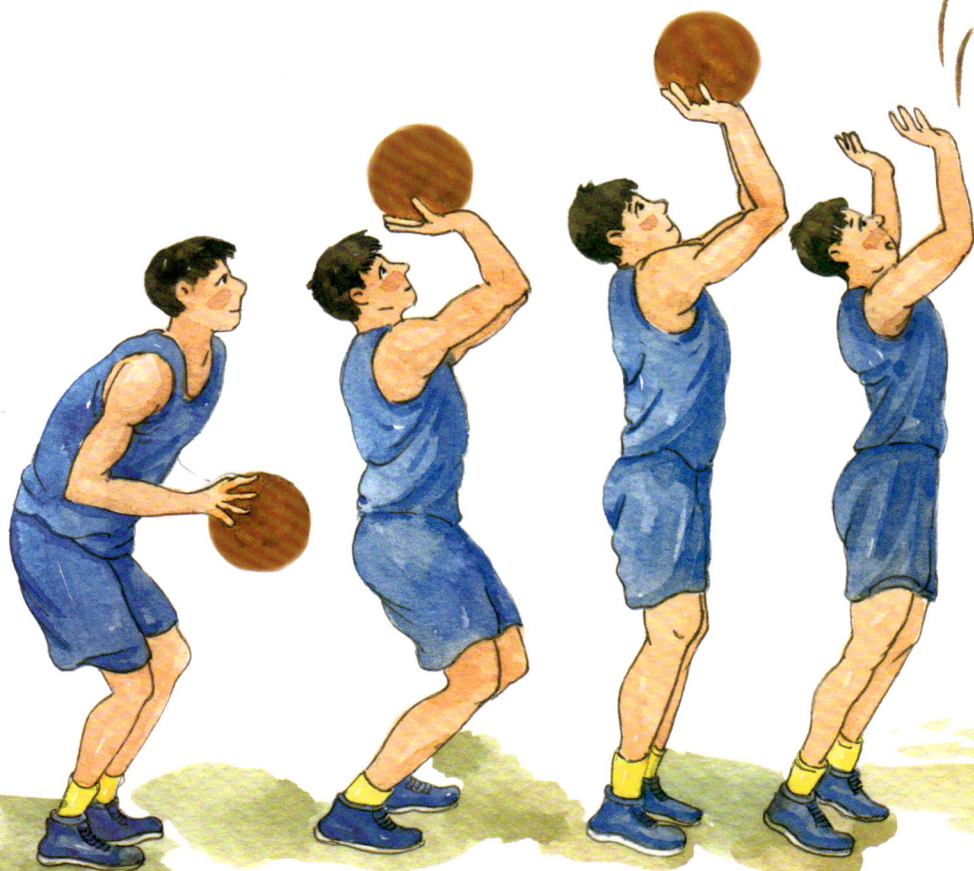

工作原理

视觉暂留的形成与感光细胞的工作原理有关。感光细胞的感光需要一些感光色素的帮助，而感光色素的形成是需要一定时间的。

▶ 为什么说眼睛是心灵的窗户

眼睛不但可以看东西，还能表达丰富的情感。正如人们常说的眼睛是心灵的窗户，眼睛的变化通常能真实地反映人的内心。例如喜欢、兴奋时，瞳孔就会放大；愤怒、紧张时，瞳孔就会缩小。

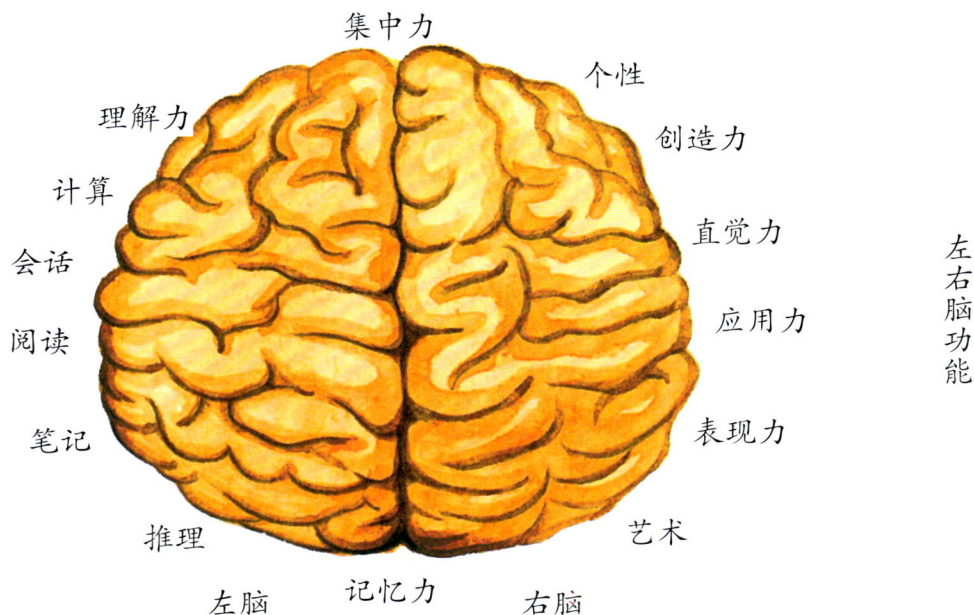

集中力

理解力　　　　　　　　　个性

计算　　　　　　　　　　创造力

会话　　　　　　　　　　直觉力

阅读　　　　　　　　　　应用力　　　左右脑功能

笔记　　　　　　　　　　表现力

推理　　　　　　　　　　艺术

左脑　　记忆力　　右脑

放大、扩张的瞳孔被当作安全的标志，如果对方也扩张自己的瞳孔来作为回应，那么双方的信任就建立起来了。有趣的是，在眼神交流过程中，双方瞳孔的大小往往会趋于一致。

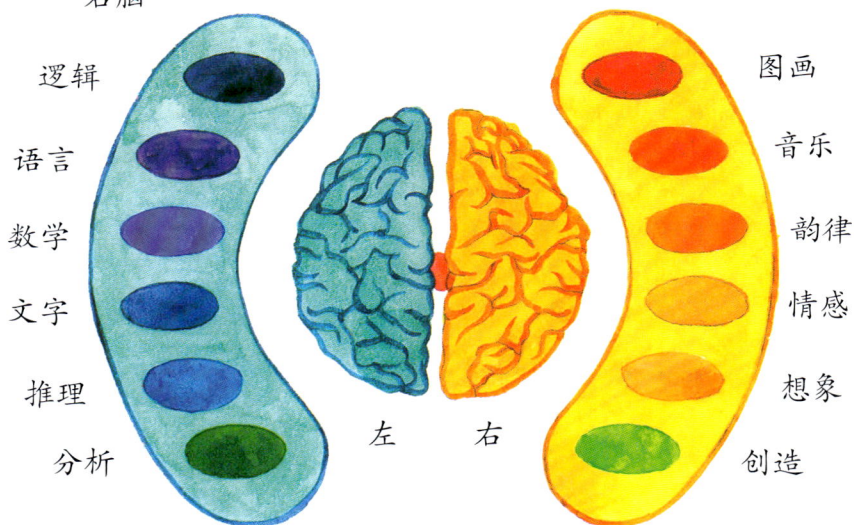

逻辑　　　　　　　　　　　　图画

语言　　　　　　　　　　　　音乐

数学　　　　　　　　　　　　韵律

文字　　　　　　　　　　　　情感

推理　　　　　　　　　　　　想象

分析　　　左　右　　　　创造

在原始社会，人们往往需要合作打猎，而眼睛是最好的交流工具。眼白部分明显就可以使瞳孔更为突出，也就能更好地向同伴传达自己的目光到底看着哪里的信息，并发出进攻信号。

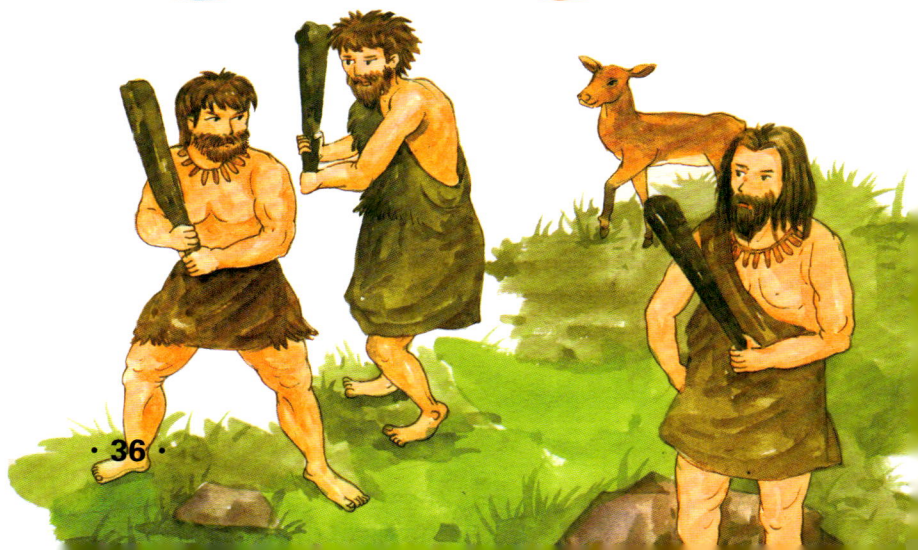

▶ 超级全自动照相机

我们眼睛的构造和照相机的结构几乎一模一样，能把大自然五彩缤纷的景物都拍摄进去，因此人们习惯将眼睛比作超级全自动照相机。不过，从仿生学的角度来讲，其实应该说是照相机"模仿"了眼睛。

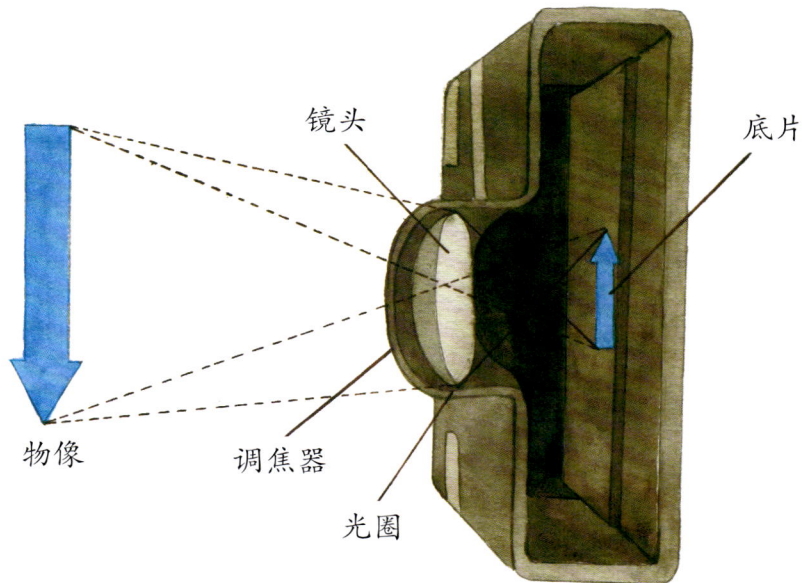

镜头

底片

物像

调焦器

光圈

▶ 晶状体 —— 镜头

照相机的镜头是一个凸透镜，能将光线聚焦在底片上。人类的眼睛是通过晶状体改变形状——变薄、变厚、变长、变短来实现聚焦功能的。

▶ 视网膜 —— 底片

照相机的底片是成像所在的地方，而眼睛的视网膜也是物体成像的地方。两者都是成倒立、缩小的实像。

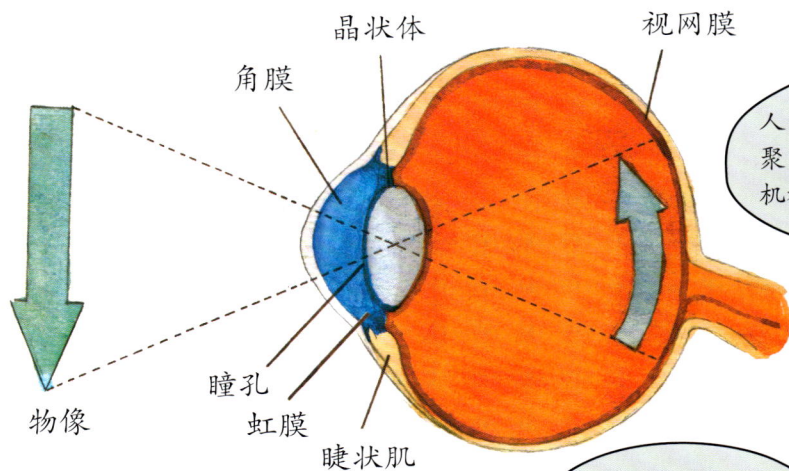

晶状体

视网膜

角膜

瞳孔

虹膜

睫状肌

物像

> 人的眼睛平均每秒可以聚焦 50 次，任何照相机都比不上这个速度。

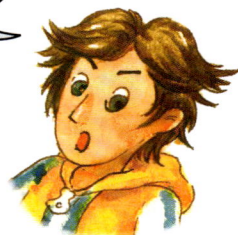

> 也就是说我的双眼自带照相功能？我果然很厉害！

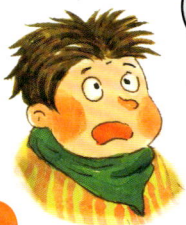

> 实际上，眼睛比任何高级的照相机结构都更为精密且更加自动化。

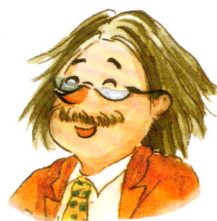

▶ 虹膜 —— 光圈

照相机的光圈可以控制照相机的进光量，而人是通过虹膜来控制眼睛的进光量的。

第5节 我们的耳朵如何听到声音

▶ 耳朵由什么构成

　　耳朵是听声音的重要器官，人类的耳朵能够分辨出 40 万种不同的声音。声音通过空气的振动进入耳朵，引起内耳的振动，这样我们就能听到声音了。

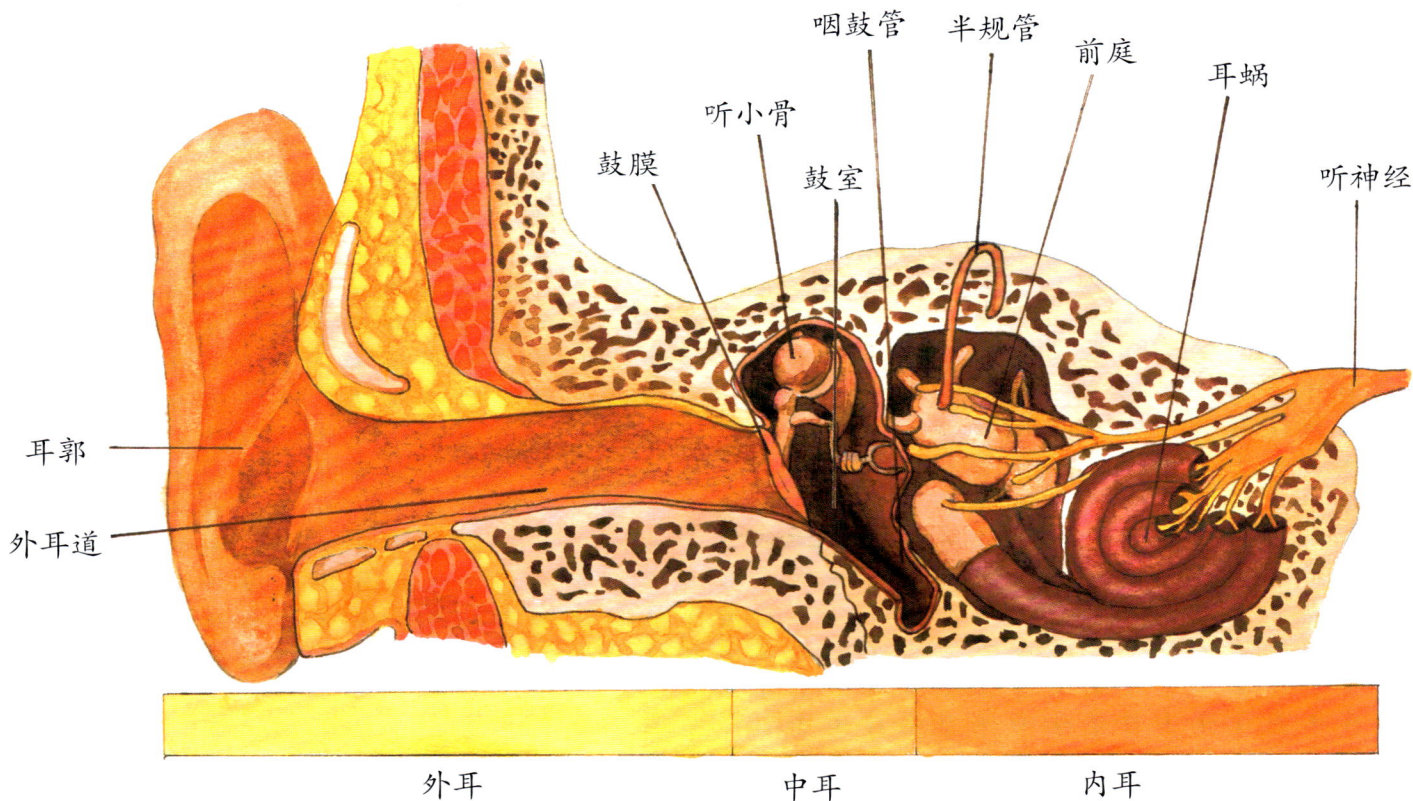

咽鼓管　半规管　前庭　耳蜗　听神经
听小骨　鼓室
鼓膜
耳郭
外耳道

外耳　　　中耳　　　内耳

　　人的耳朵分为 3 个部分：由耳郭、外耳道构成的外耳，由鼓室和咽鼓管等构成的中耳，由耳蜗和半规管等构成的内耳。耳郭将收集到的声波传递到鼓膜，鼓膜可以将声音放大，所以很轻微的声音也可以听见。如果鼓膜损坏了，听力就严重受损。

▶ 大脑对听觉的管理

　　管理耳朵听觉的神经中枢叫听觉区，它位于大脑颞叶。左脑、右脑都与两耳的神经相连，可以同时对它们进行管理。当其中一个大脑半球受到伤害时，听力几乎不会受到影响。

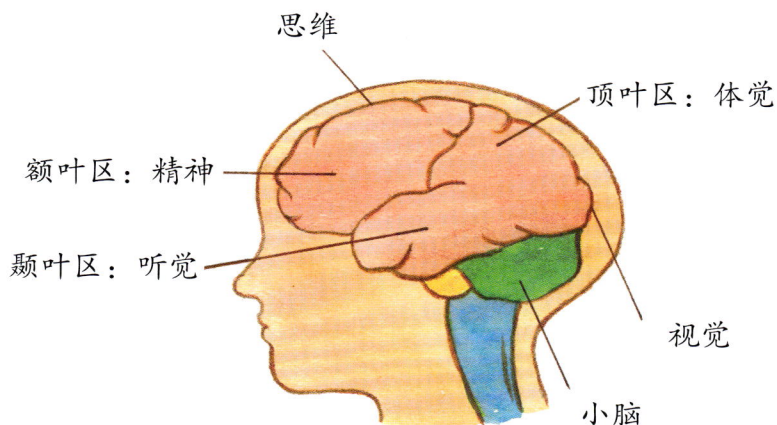

思维

顶叶区：体觉

额叶区：精神

颞叶区：听觉

视觉

小脑

　　听觉和视觉是紧密相关的，大脑处理声音信号的区域也能同时处理视觉信号。例如在木偶表演时，木偶并没有在说话，但它嘴巴的开合与配音频率是相吻合的，于是我们会产生木偶在说话的错觉。

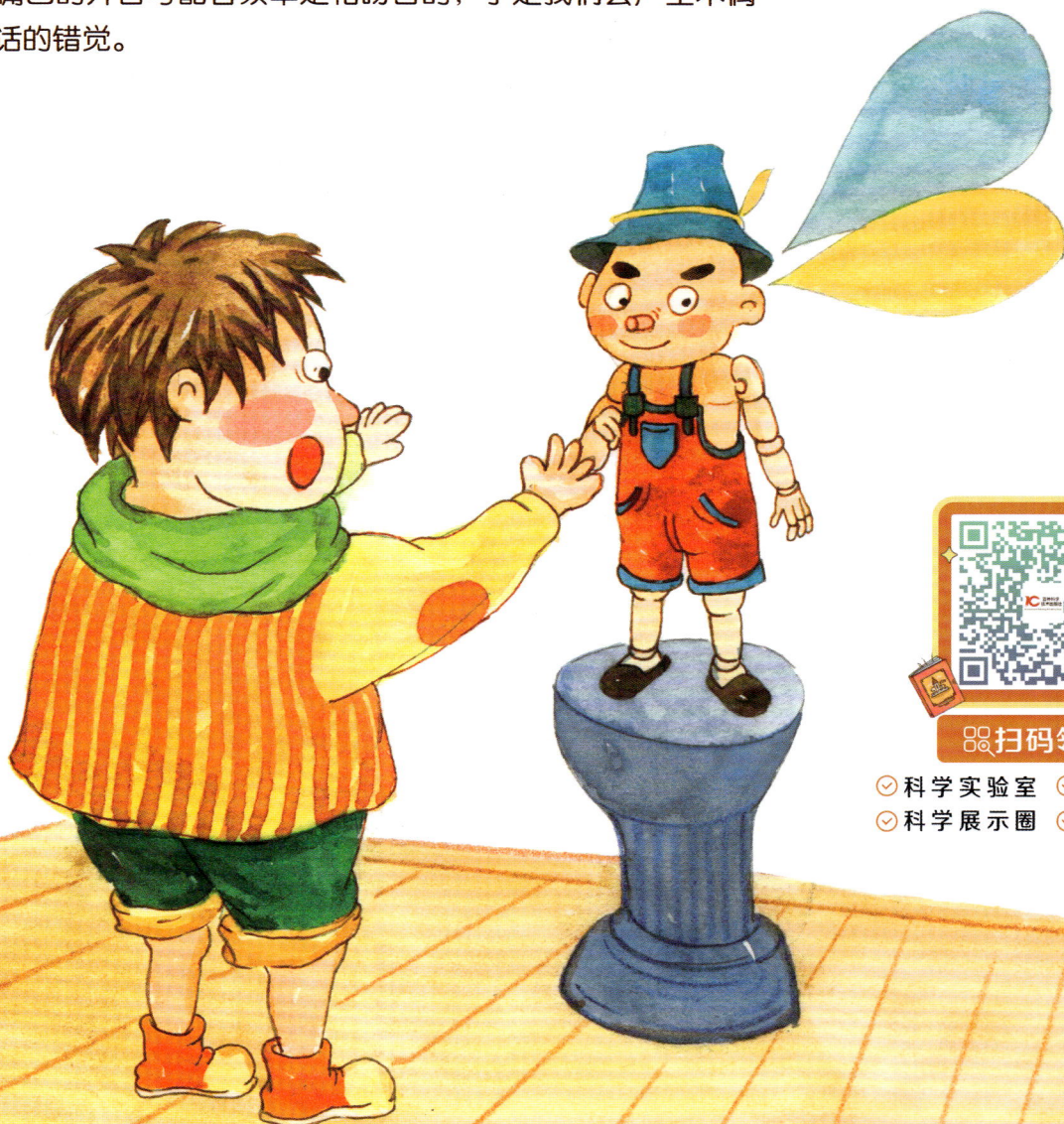

扫码领取

⊘ 科学实验室　⊘ 科学小知识
⊘ 科学展示圈　⊘ 每日阅读打卡

▶ 声音是怎么跑进耳朵里的

在正常情况下，声音通过空气传导、骨传导两条路径传入大脑的听觉中枢。正常人可以通过这两种途径听到声音，但失聪的人则只能通过骨传导。

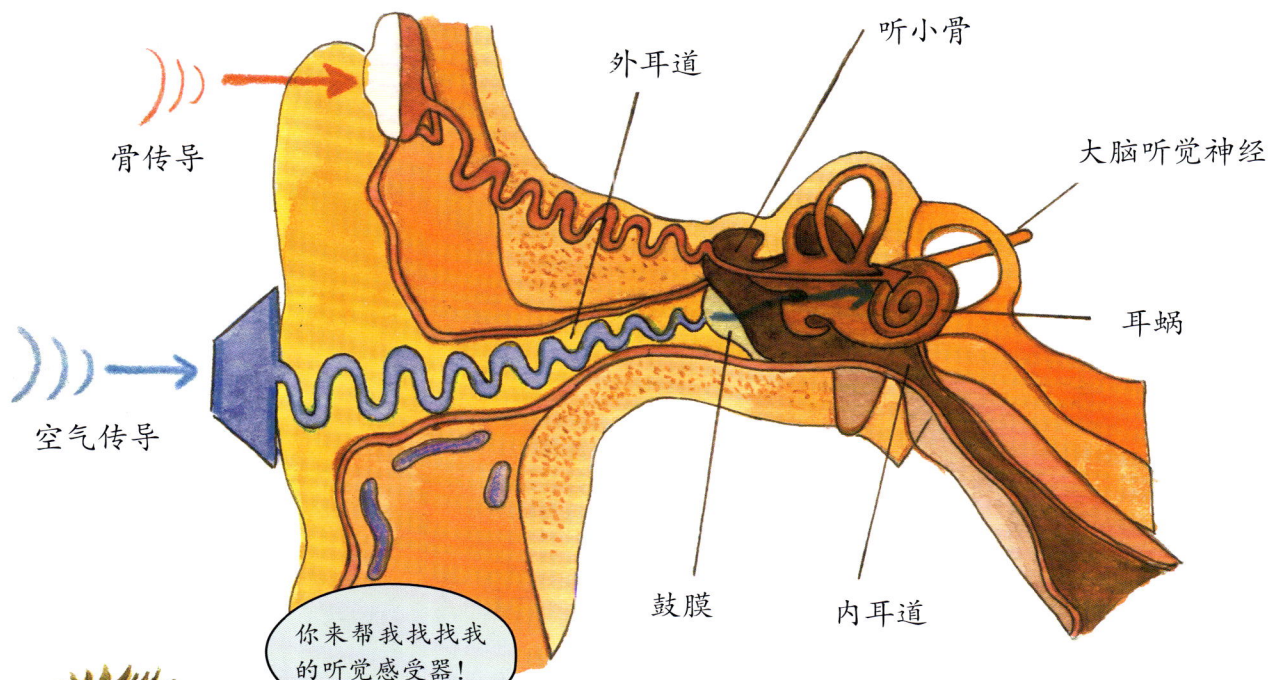

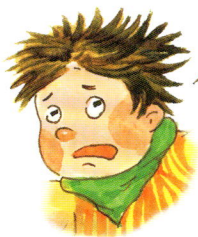

外耳道　听小骨

大脑听觉神经

骨传导

空气传导

耳蜗

鼓膜　内耳道

你来帮我找找我的听觉感受器！

空气传导

外界声波—外耳道（传递声波）—鼓膜（产生振动）—听小骨（传递振动）—耳蜗（将振动转换成神经冲动）—听觉神经（传递冲动）—大脑听觉中枢（形成听觉）。

骨传导

声音—颅骨—听觉神经—大脑。

据说，伟大的音乐家贝多芬失聪后，就是用牙咬住木棒的一端，另一端顶在钢琴上来"听"自己演奏的琴声，从而继续进行创作的。

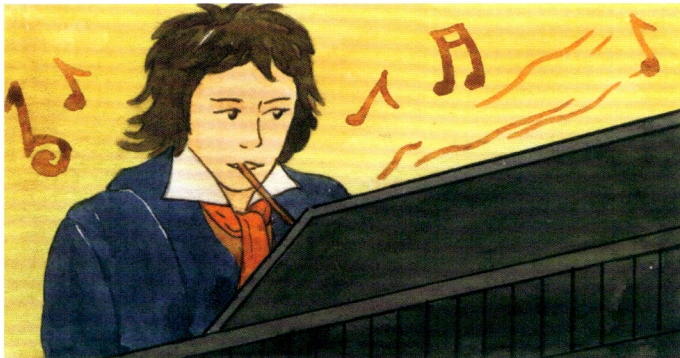

耳蜗只有豌豆大小，听觉感受器就藏在里面。

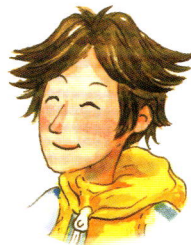

　　鼓膜和听小骨是声波的能量放大器。鼓膜虽然只有薄纸般的厚度，但它能把声波能量放大 17 倍，而听小骨接着再把能量放大 1.3 倍。声波通过听小骨后，会被进一步传递到耳蜗中。

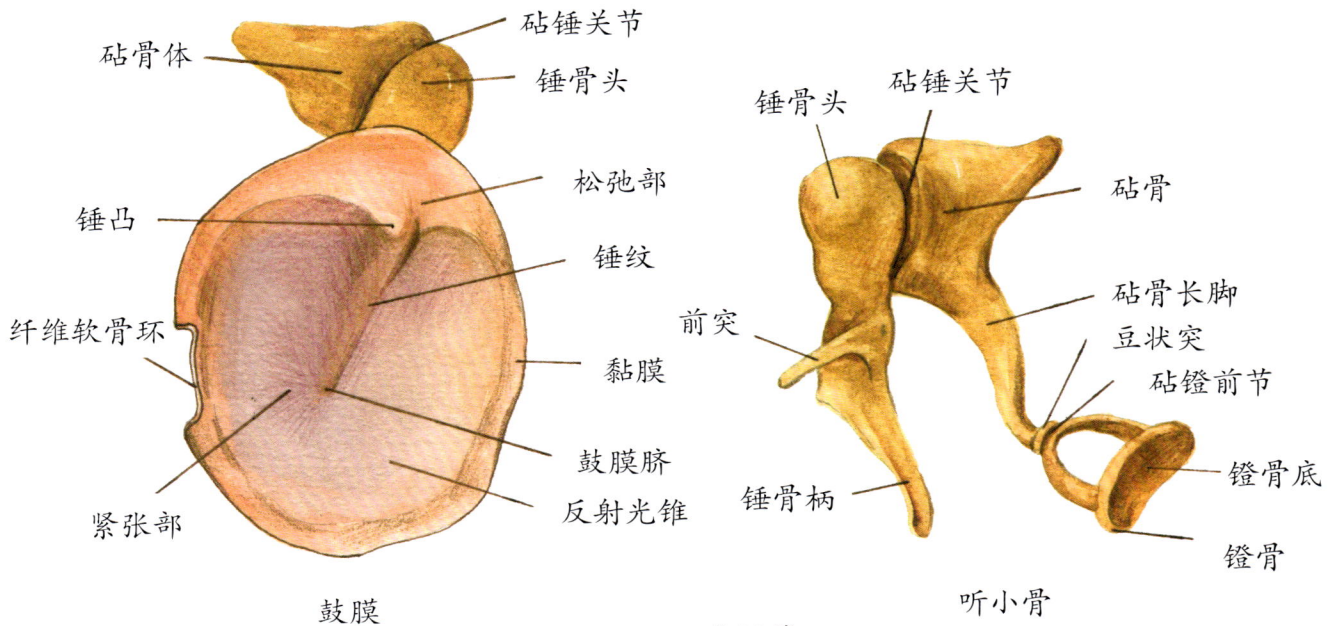

砧骨体
砧锤关节
锤骨头
松弛部
锤凸
锤纹
纤维软骨环
黏膜
鼓膜脐
反射光锥
紧张部

鼓膜

锤骨头
砧锤关节
砧骨
前突
砧骨长脚
豆状突
砧镫前节
镫骨底
锤骨柄
镫骨

听小骨

　　耳蜗里面充满了淋巴液和毛细胞。毛细胞是听觉感受器，每一个都与耳蜗中的神经相连。我们的耳朵里各有 15 000 个毛细胞，如果这些毛细胞因噪声等原因遭到损伤或死亡，就会导致失聪或耳鸣。

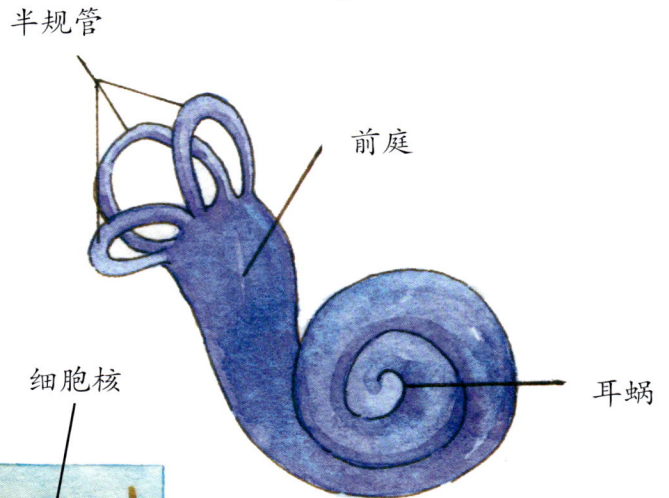

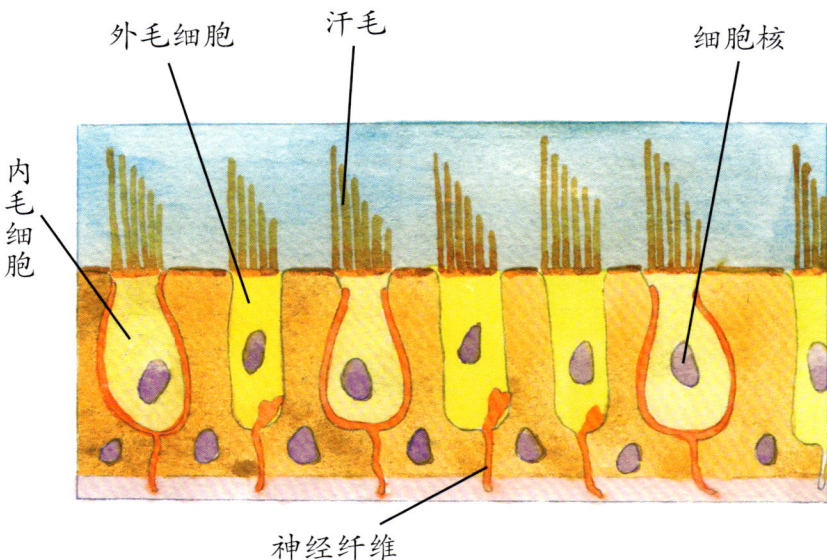

半规管
前庭
耳蜗

外毛细胞
汗毛
细胞核
内毛细胞
神经纤维

耳蜗内的毛细胞

　　由听小骨传来的空气振动会使淋巴液产生涟漪。同时，淋巴液的振动会推挤布满纤毛的毛细胞，使毛细胞纤毛产生前后摆动，将声波振动转换成电脉冲信号，耳蜗神经再将这些信息传至听觉中枢。

声音分贝（dB）

音高范围

音高指声音的高低，即声波每秒振动的次数。人耳并不是什么声音都听得到，只有振动频率在 20 ～ 20 000 赫兹的声音才会被人耳听到。

音强范围

音强指声音的大小，与振幅有关。振幅是指物体来回运动时，距离平衡状态最远的移动距离。振幅大，声音就大；振幅小，声音就小。

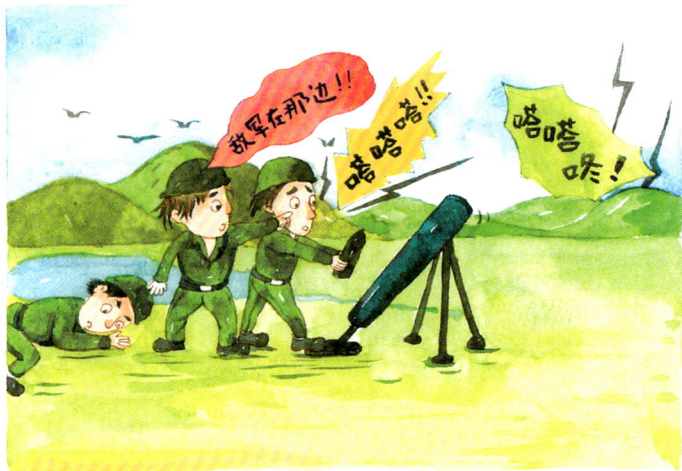

次声波是振动频率低于 20 赫兹的声波，容易与人体内脏的振动频率（小于 10 赫兹）产生共鸣，因此它会对人体产生危害。

音色

音色指声音的特色。在同一首曲调中，我们往往很容易辨别出男声、女声、钢琴声、提琴声等，发声物体本身决定了音色。

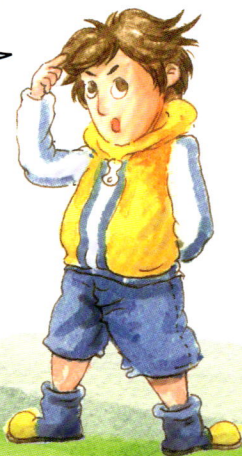

▶ 听觉的极限

听觉响应时间

声音要持续 0.1 秒以上，我们的耳朵才能听得到。人的听觉也有一个余音现象，这是由于听觉神经疲劳而产生的现象。余音存在的时间极短，在 0.013 ~ 0.022 秒，可忽略不计。

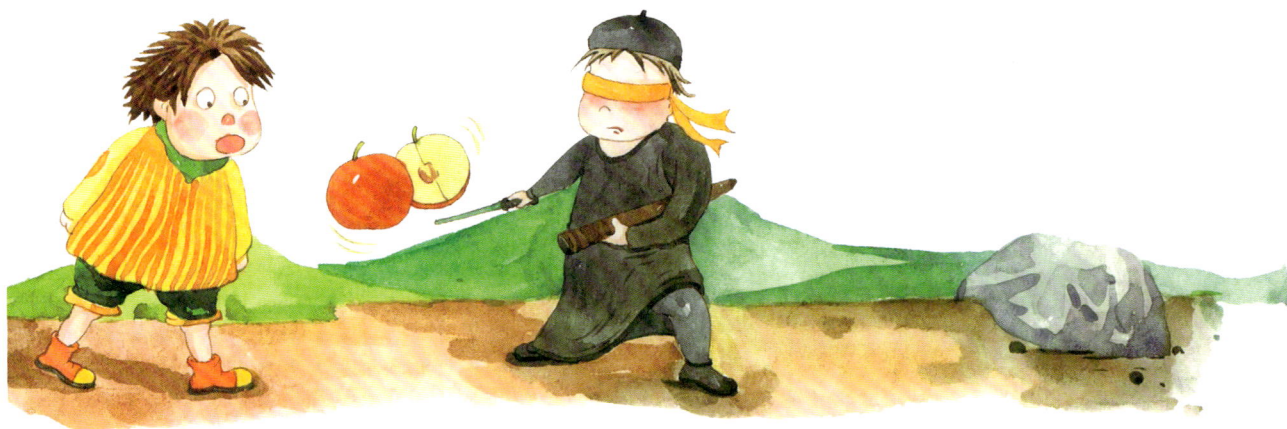

听觉的适应与疲劳

听觉具有容易适应和疲劳的特点。在嘈杂的环境中，听力会有所减退，这就属于听觉疲劳。离开 10 ~ 15 秒听力就可以恢复正常，这叫听觉的适应。如果听力恢复需要数月或更长的时间，或者不能完全恢复听力，就是因为听觉疲劳而损伤了。

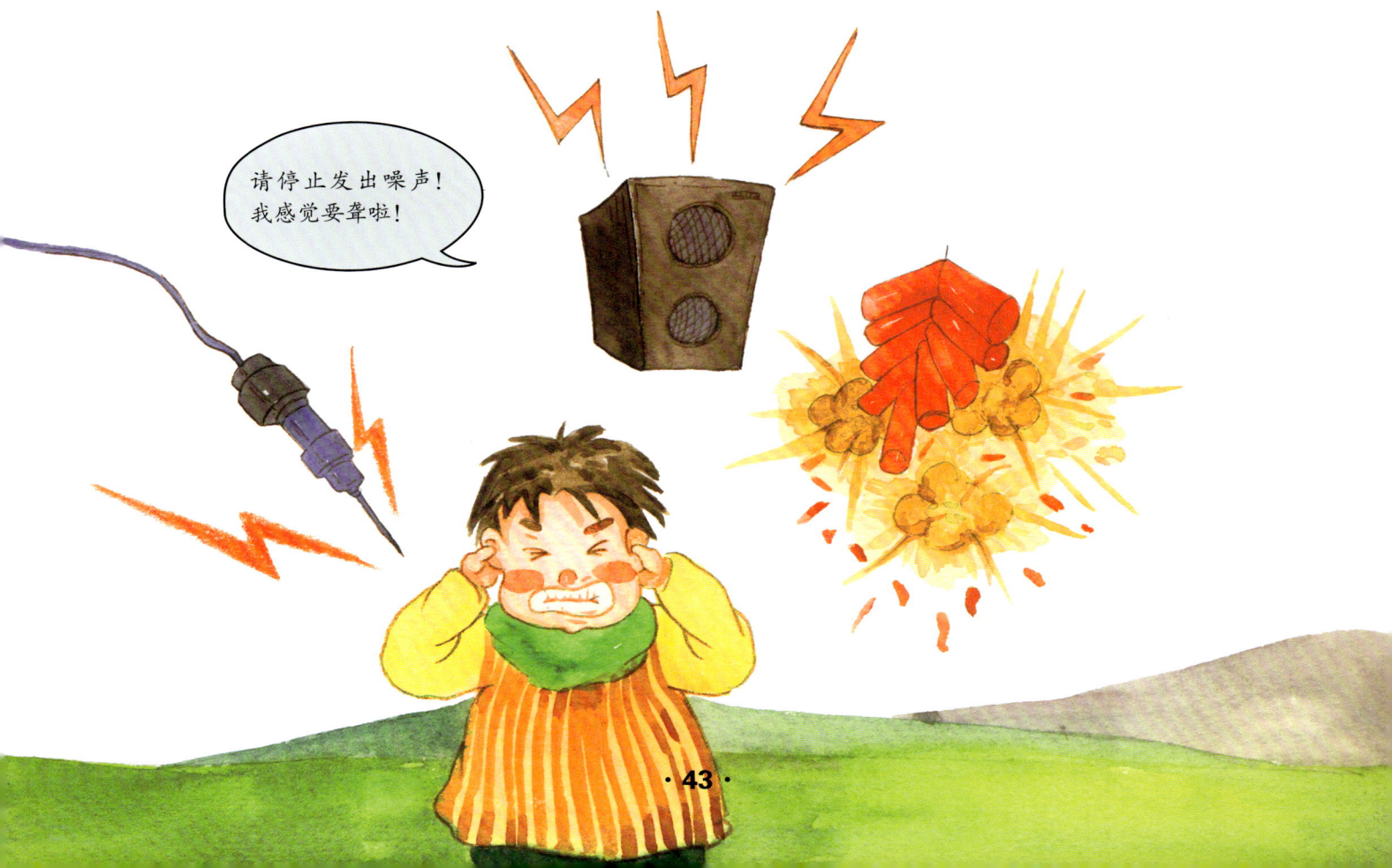

请停止发出噪声！
我感觉要聋啦！

▶ 两只耳朵有什么优势

通常，我们都是用两只耳朵同时听声音的。两只耳朵同时听声音不但可以更好地接收声音信号，还能根据声音的强弱差别和时间差别来判断出发声物的方位和距离，这就是人们通常所说的双耳效应。

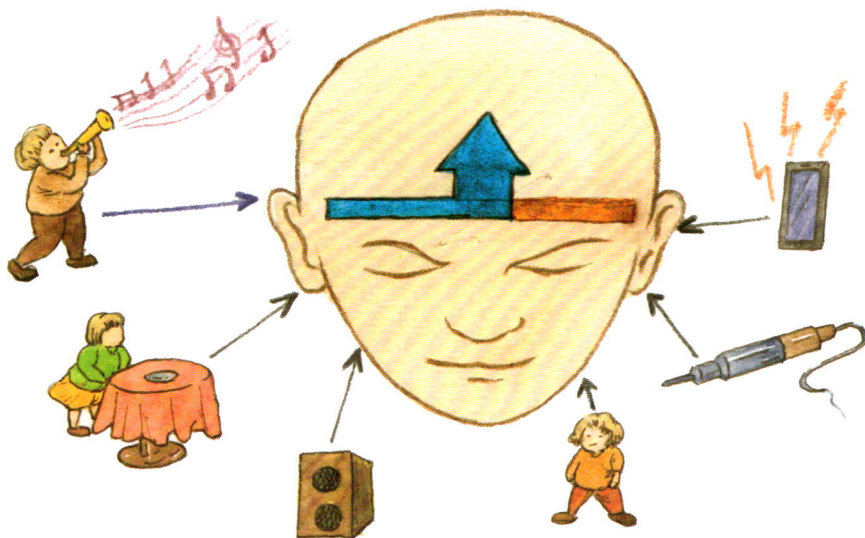

双耳信号处理

如果声源偏向某一只耳朵，声音到达两耳的时间就有先后。大脑会根据声音的时间差进行一种独特的双耳信号处理。

双耳的方向性

双耳可以进行选择性聆听，也就是说，当周围有多种声音发出时，大脑会选择感兴趣的那个声音来进行聆听。

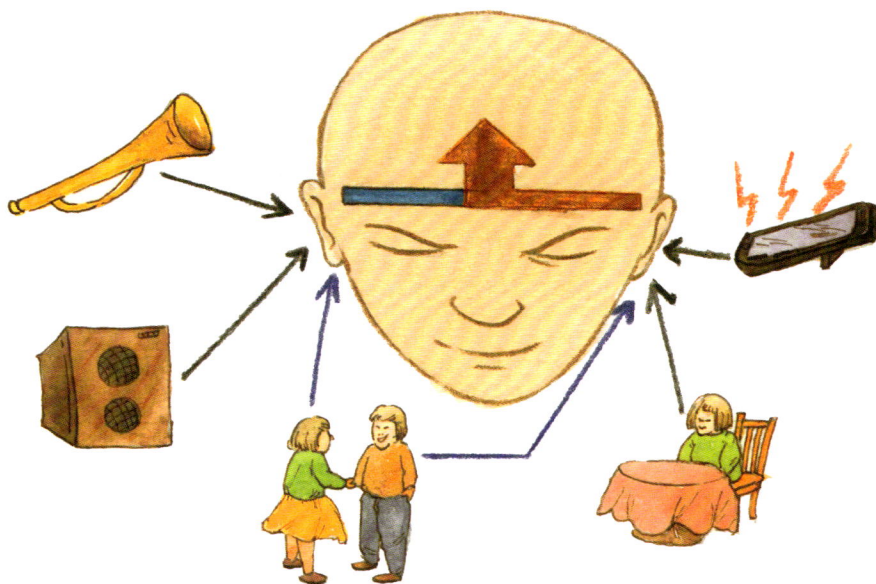

双耳累加效应

数据表明，两只耳朵同时听声音会比一只耳朵听声音听到的响度高 6 ～ 10 分贝。

声源定位

大脑通过辨别来自双耳的声源强度、时间、相位和频率差，确定声源的方位。用一只耳朵很难准确地判断声音的来源，会感觉声音就来自这一边。

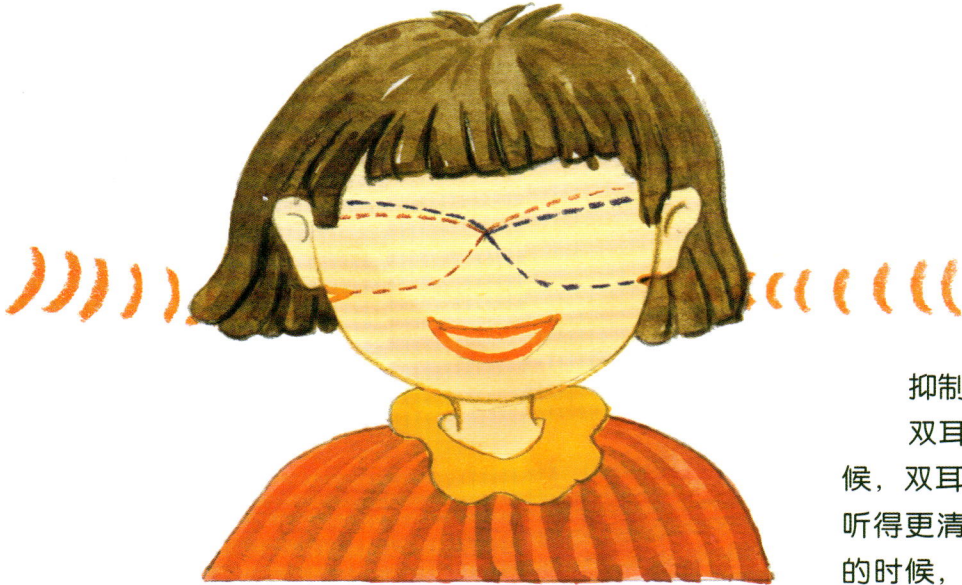

抑制噪声

双耳的听力一致或相近的时候，双耳可以过滤周围的噪声，听得更清楚。双耳听力差异较大的时候，就比较容易受到噪声干扰。

双耳的融合作用

如果有一边耳朵听到低频的声音，另一边听到高频的声音，经过大脑处理后，我们会将获得的两个声音整合形成类似和弦的声音，效果更立体、更丰富。

更广的聆听范围

同样一个声音，单耳只能听到 3 米内的声音，双耳却可以听到约 12 米内的声音。

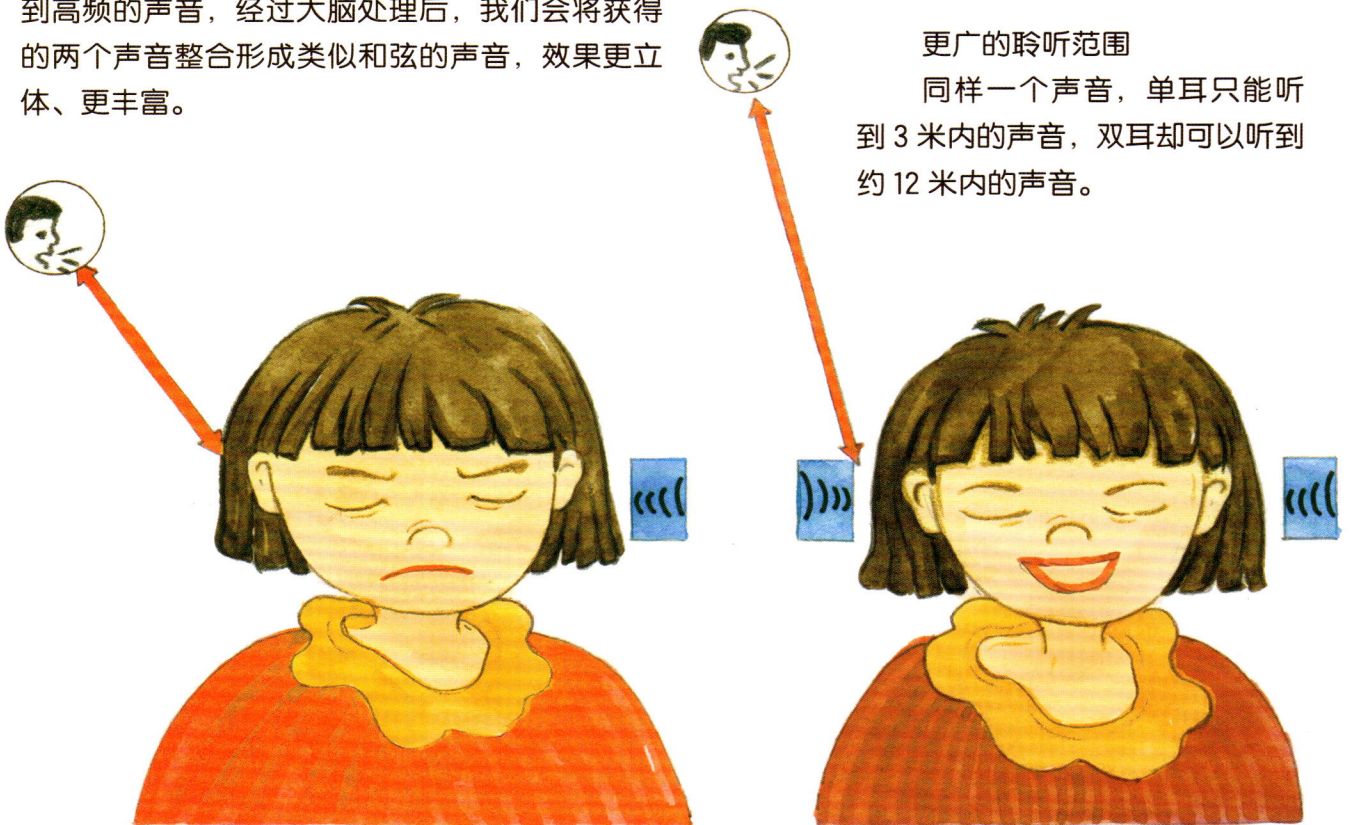

▶ 谁在保持我们的身体平衡

藏在耳朵深处的内耳结构复杂，里面充满了淋巴液，看起来就像一个微缩的迷宫，因此被形象地称为"迷路"。内耳里面有听觉感受器和位觉感受器，前者控制听觉，后者控制身体平衡。

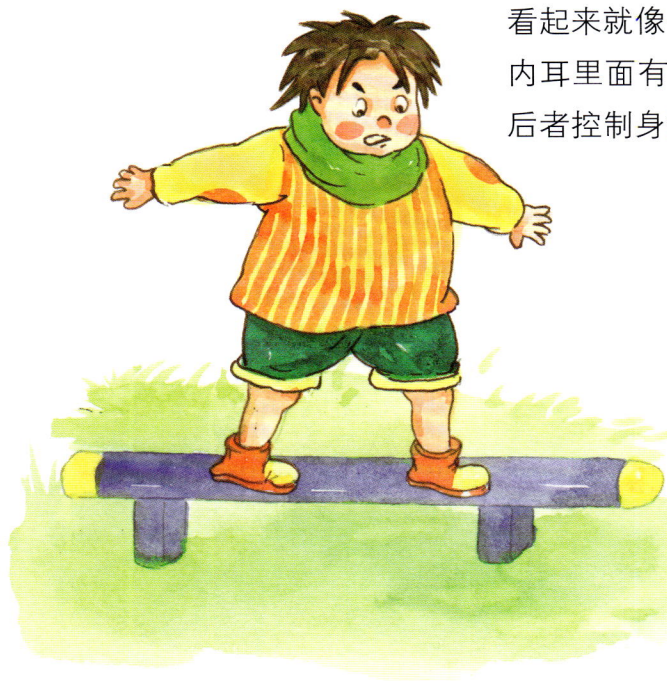

> 我们的身体纠正瞬间的不平衡感只需要 0.03 秒。

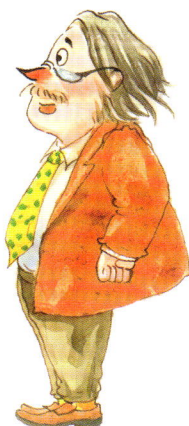

5 个平衡感受器

控制身体平衡的平衡感受器位于内耳一个叫前庭的地方，一共有 5 个——3 个半规管、1 个椭圆囊和 1 个球囊。3 个相互垂直的半规管可以感知身体旋转的角加速度，球囊、椭圆囊感知直线加速度，它们分别探测不同类型的运动。

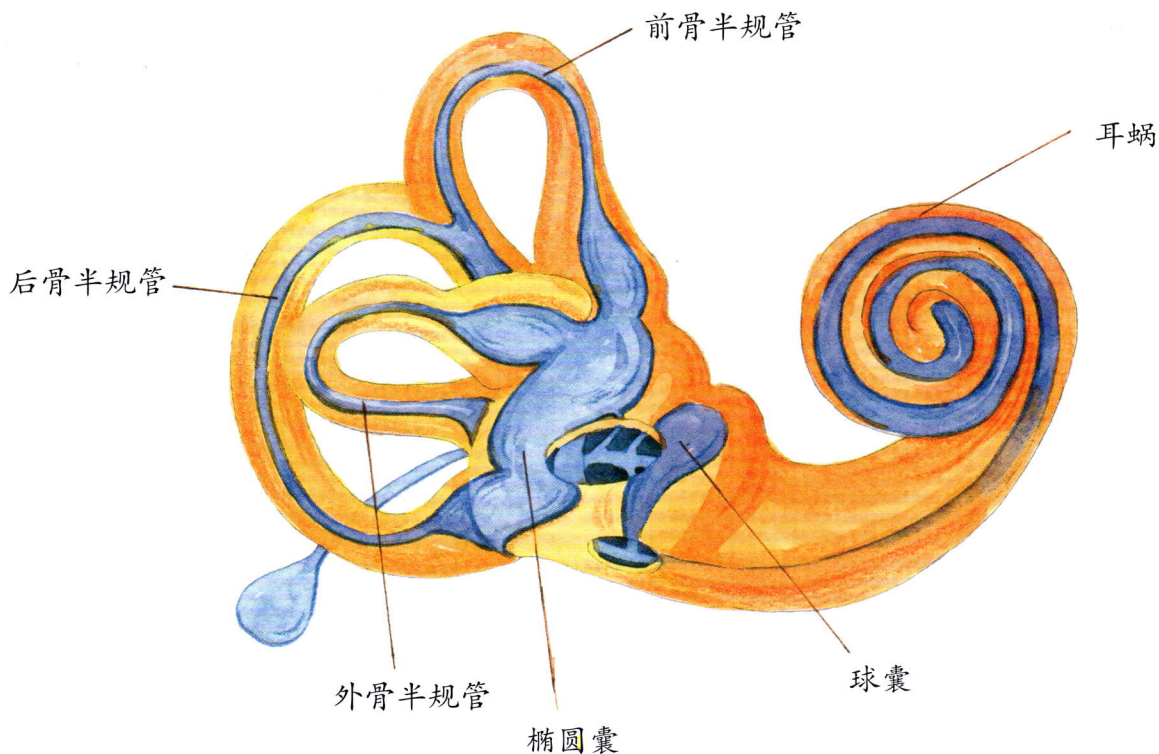

前骨半规管

耳蜗

后骨半规管

外骨半规管

椭圆囊

球囊

▶ 感受重心变化的小石头——耳石

球囊、椭圆囊中有一些像小石头的碳酸钙盐结晶，叫耳石，能够感受重心变化。当身体倾斜时，耳石会因为重力而偏向身体倾斜的方向，并同时刺激半规管。这些刺激会转变为电信号，传至大脑。

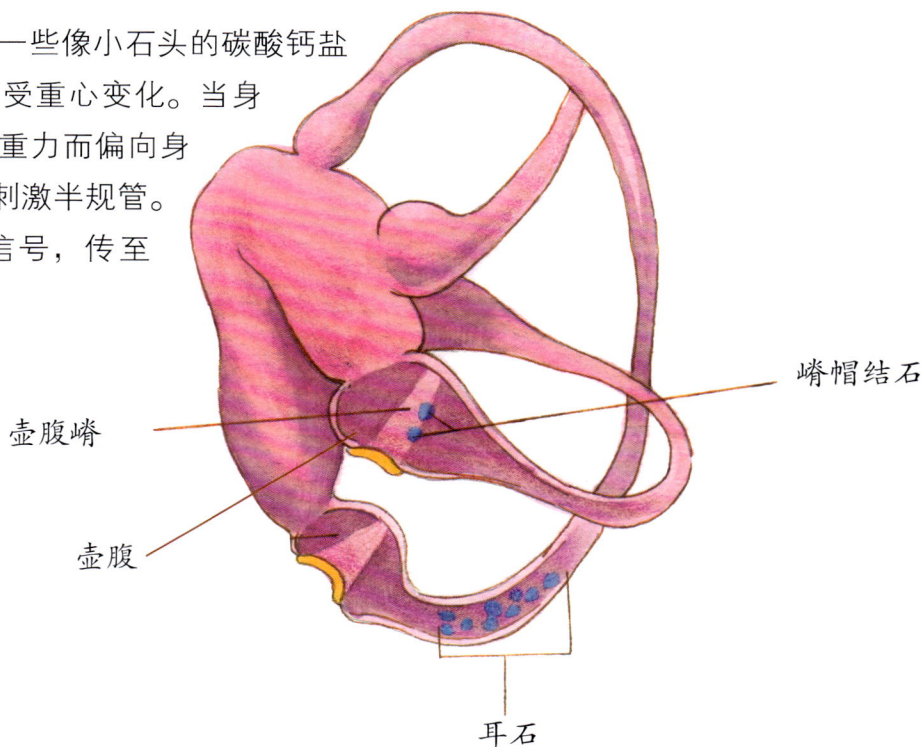

嵴帽结石

壶腹嵴

壶腹

耳石

举足轻重的平衡控制

前庭感受器就像一架天平，时刻调整人体的位置和姿势，让我们不至于在运动中轻易摔倒。它还参与调节眼球运动，让我们在改变体位或者运动时始终保持清晰的视觉。

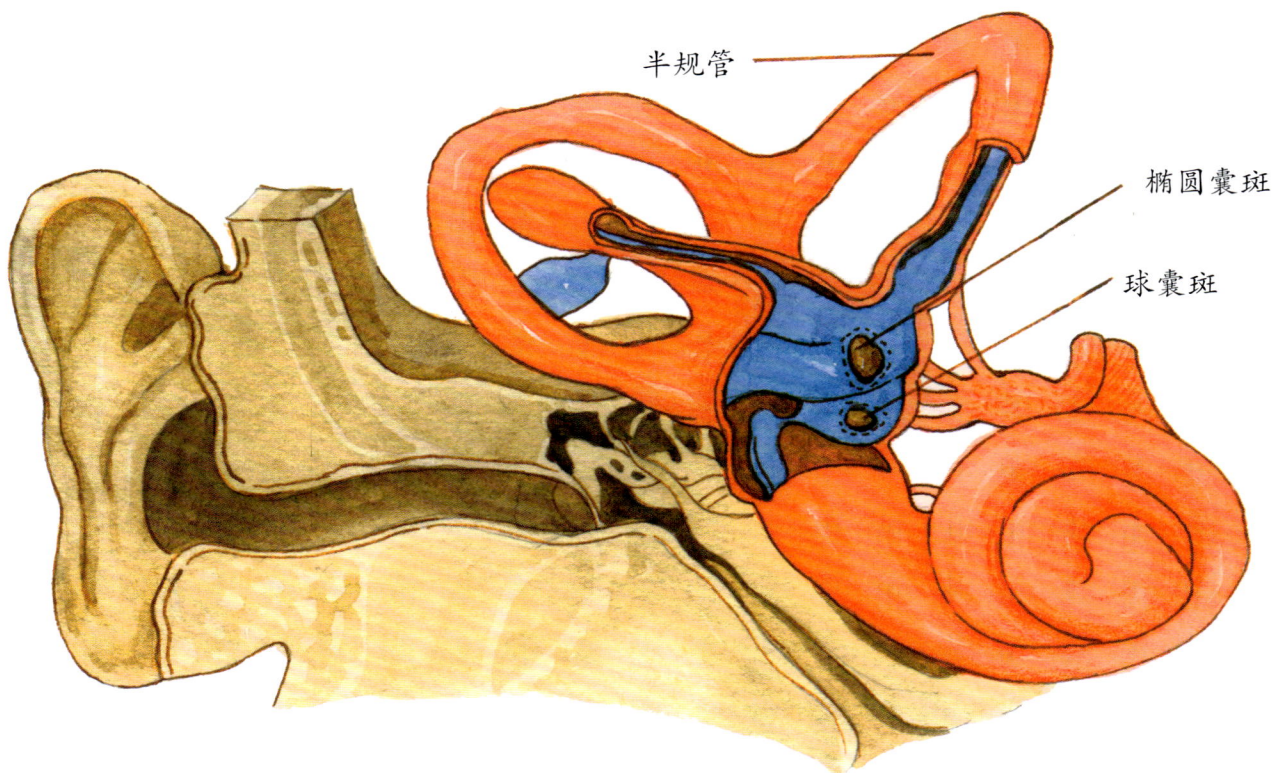

半规管

椭圆囊斑

球囊斑

第 **6** 节 我们的舌头是如何尝出味道的

▶ 舌头能尝出的味道

对动物来说，味觉可以判断食物的营养价值和避免食入毒物。而对于人类来说，味觉还有一个特别的意义——享受美味食物带来的愉悦。咸、甜、苦、酸、鲜——这是我们拥有的 5 种基本味觉，这得益于我们舌尖上的味蕾。

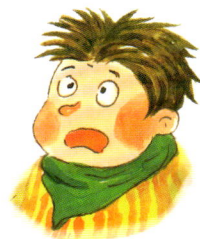

我喜欢吃辣！辣味为什么不是基本味觉之一呀？

辣不是味道，而是一种痛觉，因为它直接刺激了我们舌头或皮肤的神经。

元宇宙图书时代已到来
快来加入XR科学世界！

见此图标 微信扫码

味道传达的信号：
甜味是需要补充热量的信号。
酸味是新陈代谢加速和食物变质的信号。
咸味是帮助保持体液平衡的信号。
苦味是保护人体不受有害物质危害的信号。
鲜味是蛋白质来源的信号。

五种基本味觉

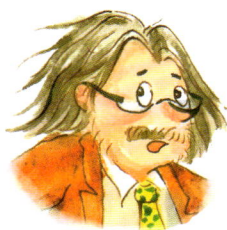

甜

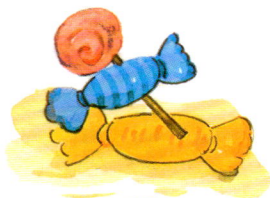

酸

咸

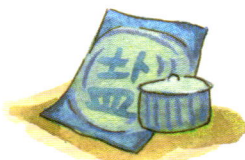

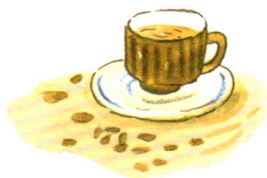

苦

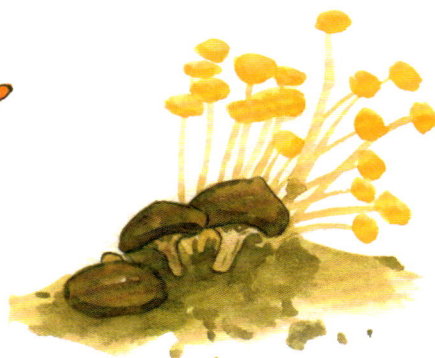

鲜

▶ 尝出滋味的奥秘

人的味觉来自舌头上的味蕾。味蕾是我们的味觉感受器，大部分分布在舌头表面的乳状突起中，外形就像洋葱。成人的舌头上有 2 000 ~ 5 000 个味蕾，每个味蕾上有 50 ~ 100 个味觉受体细胞，能将味觉信息传递给大脑。

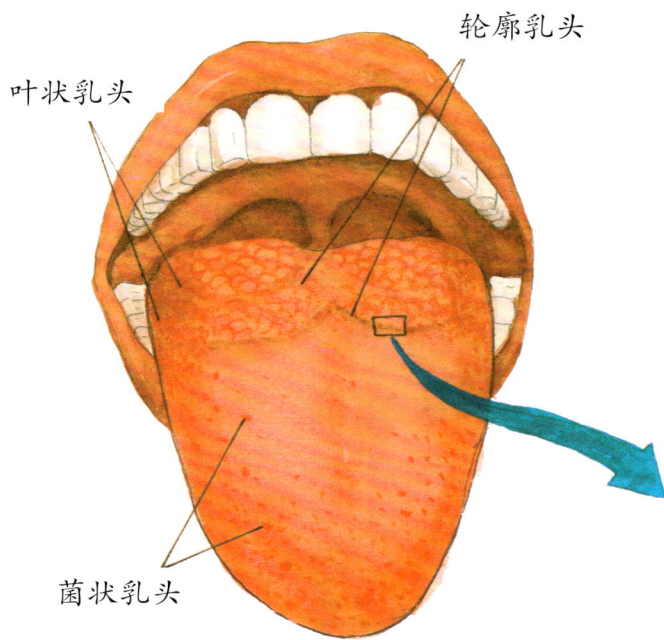

轮廓乳头

叶状乳头

菌状乳头

其实味蕾不仅分布在舌头上，口腔的上腭、咽等部位也有少量味蕾。

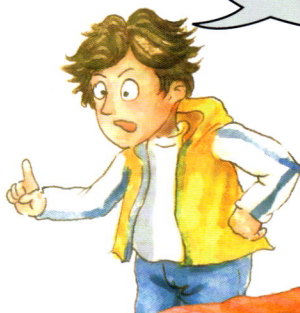

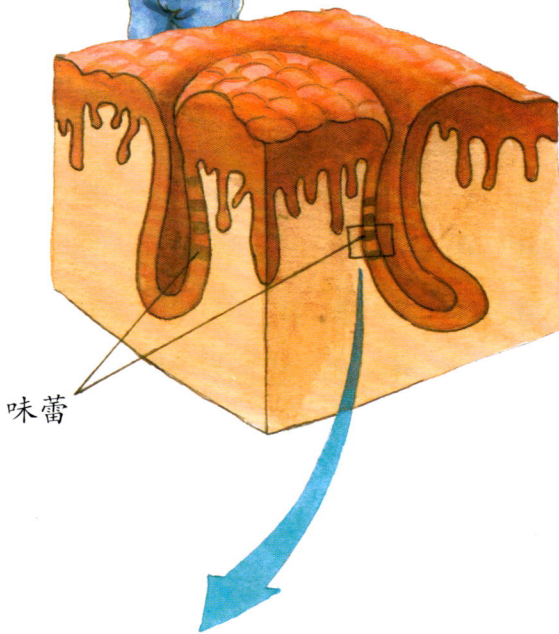

味蕾

▶ "乳头"上的味蕾

舌头上的颗粒并不是味蕾，而是菌状乳头。每个蘑菇状的乳头上有 50 ~ 100 个味蕾。感受甜、酸、咸、鲜的味蕾只有少数几种，感觉苦的味蕾却至少有 25 种。对苦味如此敏感的好处是让我们避免中毒。

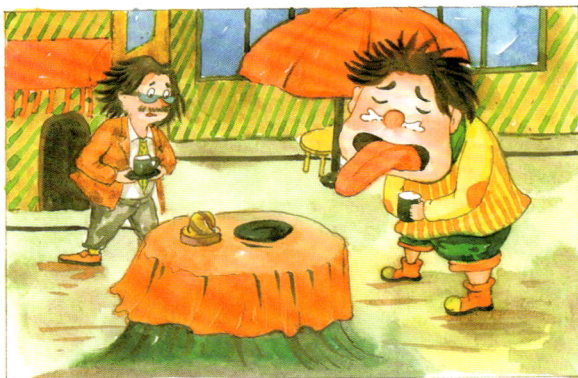

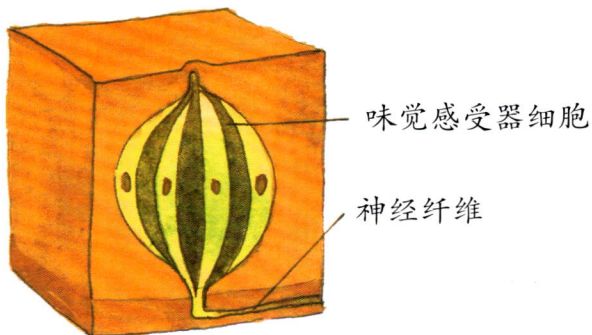

味觉感受器细胞

神经纤维

▶ 从舌头到大脑——味道的旅行

　　味蕾中的味觉细胞直接影响味道的感知。它们感受到食物的刺激后，会产生神经信号并传到大脑，由大脑辨别食物的味道，这就是味觉的产生过程。

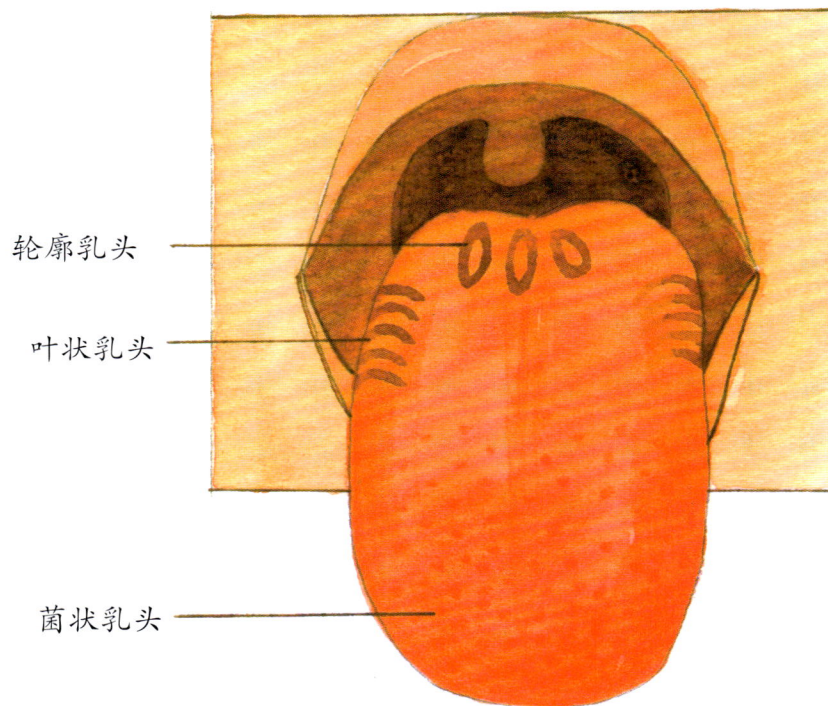

轮廓乳头

叶状乳头

菌状乳头

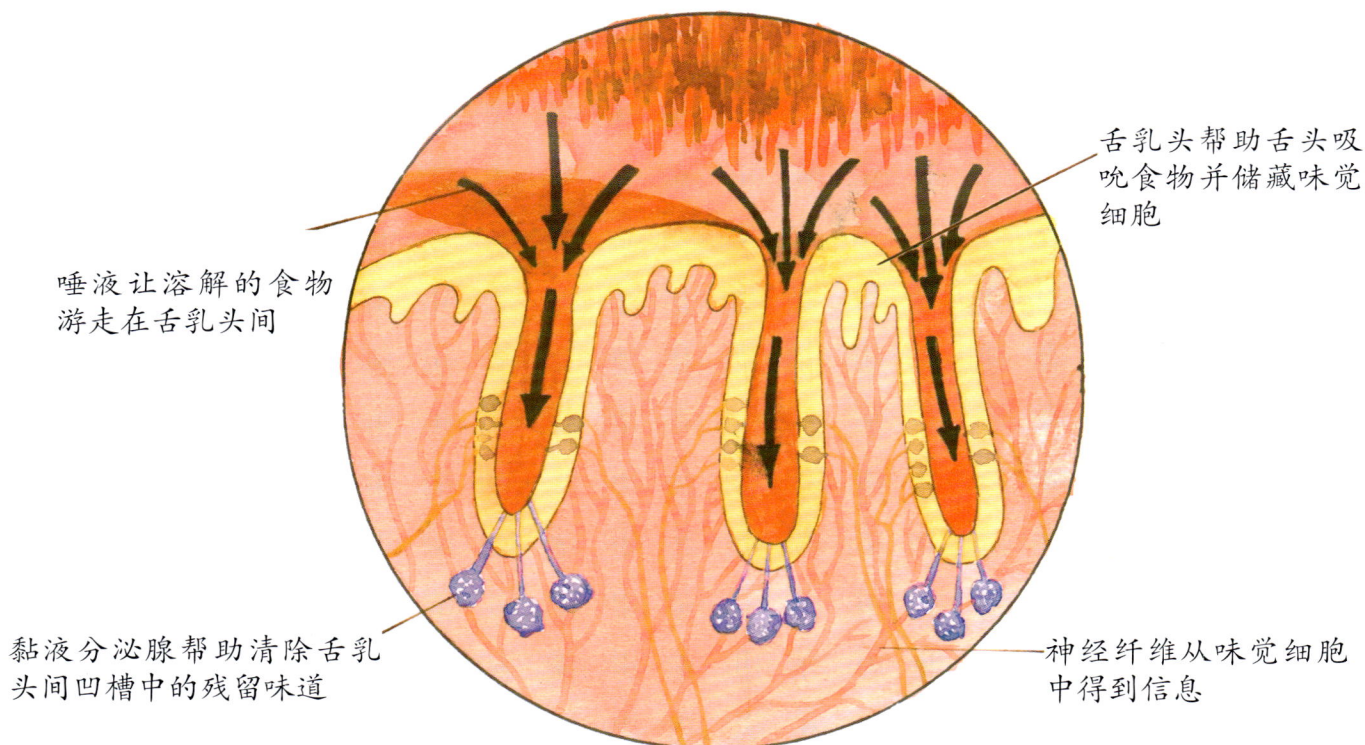

舌乳头帮助舌头吸吮食物并储藏味觉细胞

唾液让溶解的食物游走在舌乳头间

黏液分泌腺帮助清除舌乳头间凹槽中的残留味道

神经纤维从味觉细胞中得到信息

▶ 唾液必不可缺

　　物体要溶于水才能有味道。口腔里的唾液可以帮助我们溶解食物，使食物上的化学物被味蕾上的接收器感知。如果我们没有唾液，就什么味道也品尝不出来了。如果不信，可以用干毛巾擦干你的舌头，再尝一些干的糖、盐等，看看能否尝出味道。

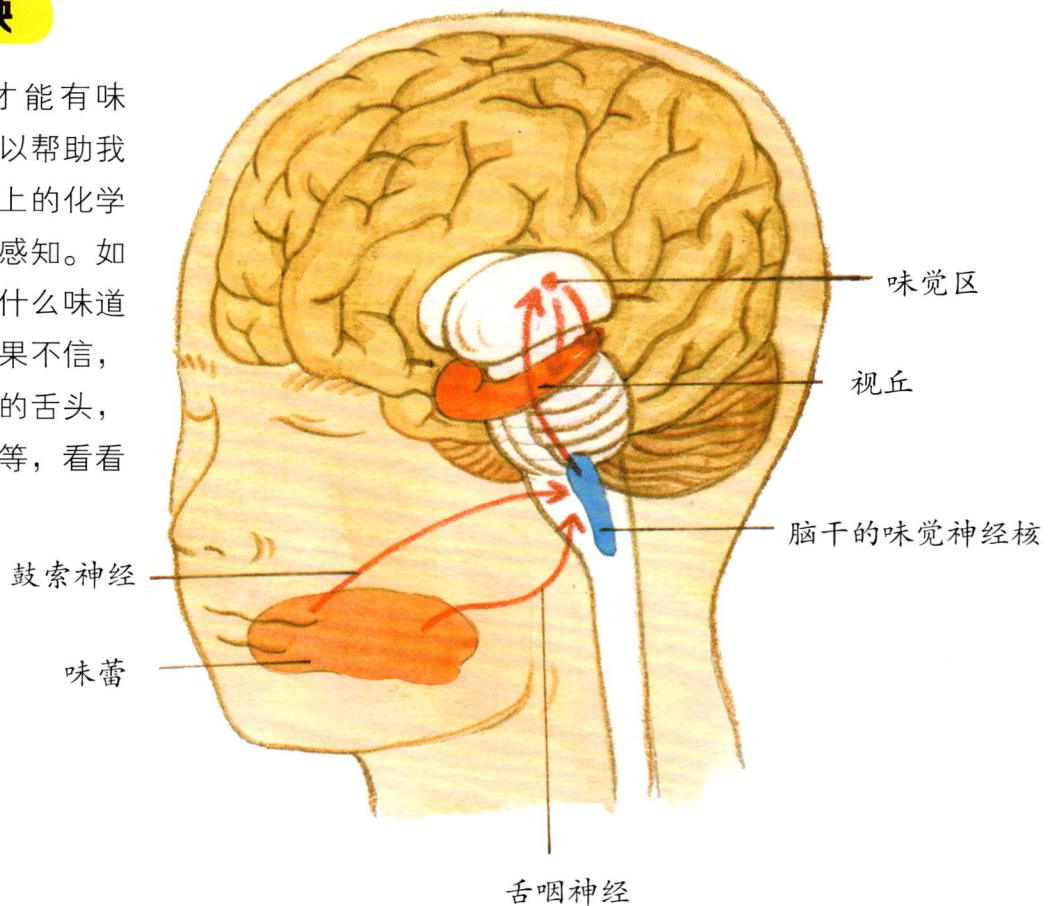

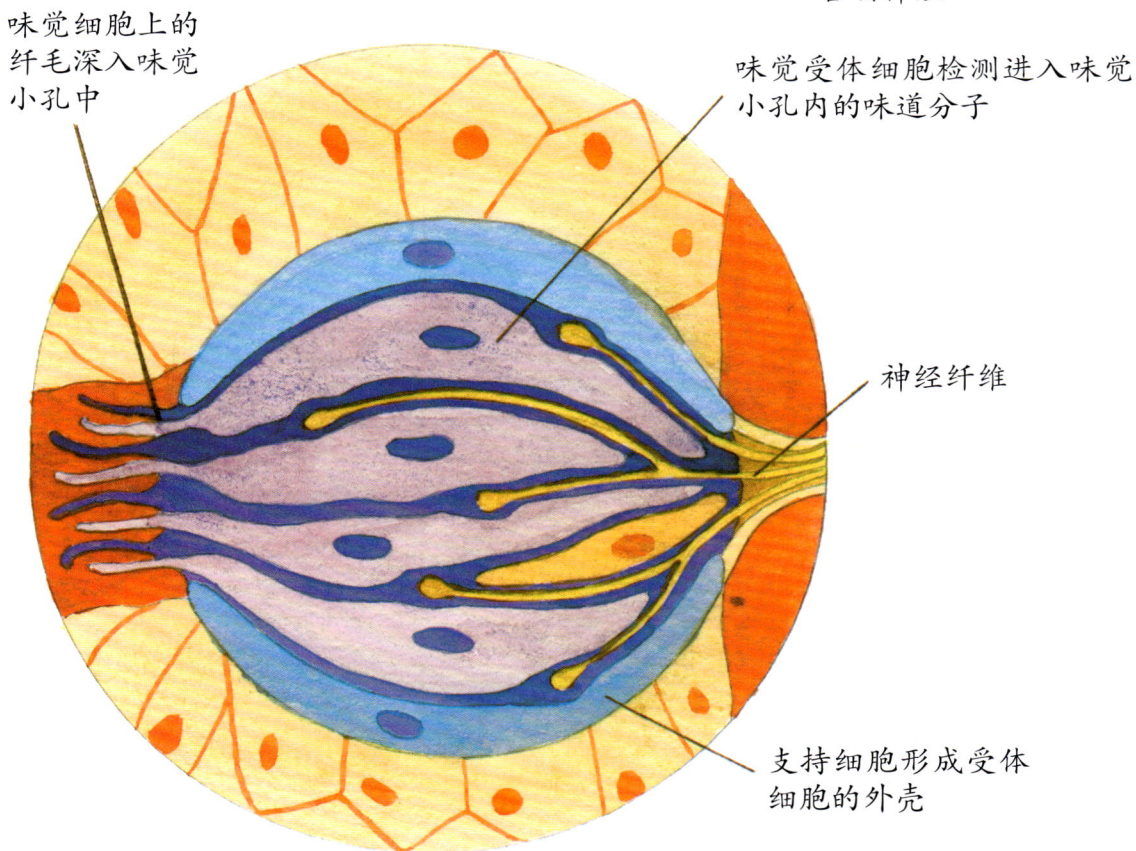

味觉区

视丘

脑干的味觉神经核

鼓索神经

味蕾

舌咽神经

味觉细胞上的纤毛深入味觉小孔中

味觉受体细胞检测进入味觉小孔内的味道分子

神经纤维

支持细胞形成受体细胞的外壳

▶ 快速的味觉体验与奇妙的味觉变化

在 5 种基本味觉中，人对咸味的感觉最快；对苦味的感觉最慢。但就敏感度而言，对苦味最敏感，更容易觉察。

咸味　不到 1 秒钟就可被感知。

酸味　被感知的时间接近 1 秒。

甜味　被感知的时间大约为 1 秒。

苦味　需要超过 2 秒才能被感知。

神秘果只不过是暂时地改变了舌头上味蕾的感觉，让人产生了错误的味觉反应。

▶ 味觉的相互作用

不同食物的搭配，往往会出现"变味"的现象，其实这就是食物改变人的味觉。人的味觉有 4 种奇妙的规律：

相加　27% 的蔗糖和 13% 的葡萄糖混合，甜度会与 40% 的蔗糖相似。

相抵　喝咖啡的时候，加糖可以减轻苦味。

对比　吃菠萝的时候加少量的盐，感觉菠萝更甜。

变味　吃完西瓜再喝茶，会感觉到苦。

▶ 欺骗舌头的神秘果

非洲有一种奇特的水果，虽然吃起来平淡无奇，但半小时内再吃其他水果，即使是又酸又涩的水果，味道也会变得甘之如饴。因此，当地人把它称为"神秘果"。

像糖一样甜！

我们的舌头可以检测出 1 000 种味道。

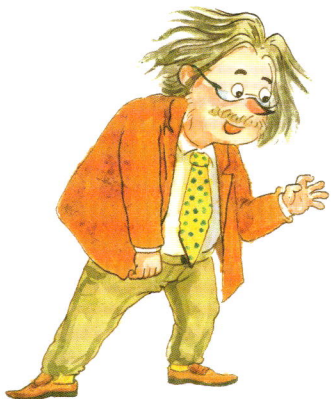

▶ 与其他感觉相关联

味道是各种感觉的综合。味道并不是只用舌头就能感觉到的。当我们吃东西的时候，食物的外观（视觉）、食物的气味（嗅觉）、拿起食物的手感（触觉）、咀嚼食物的声音（听觉），这些都对我们判断食物的味道起着很重要的作用。

太烫了！

蘑菇汤还得是趁热喝才够味！

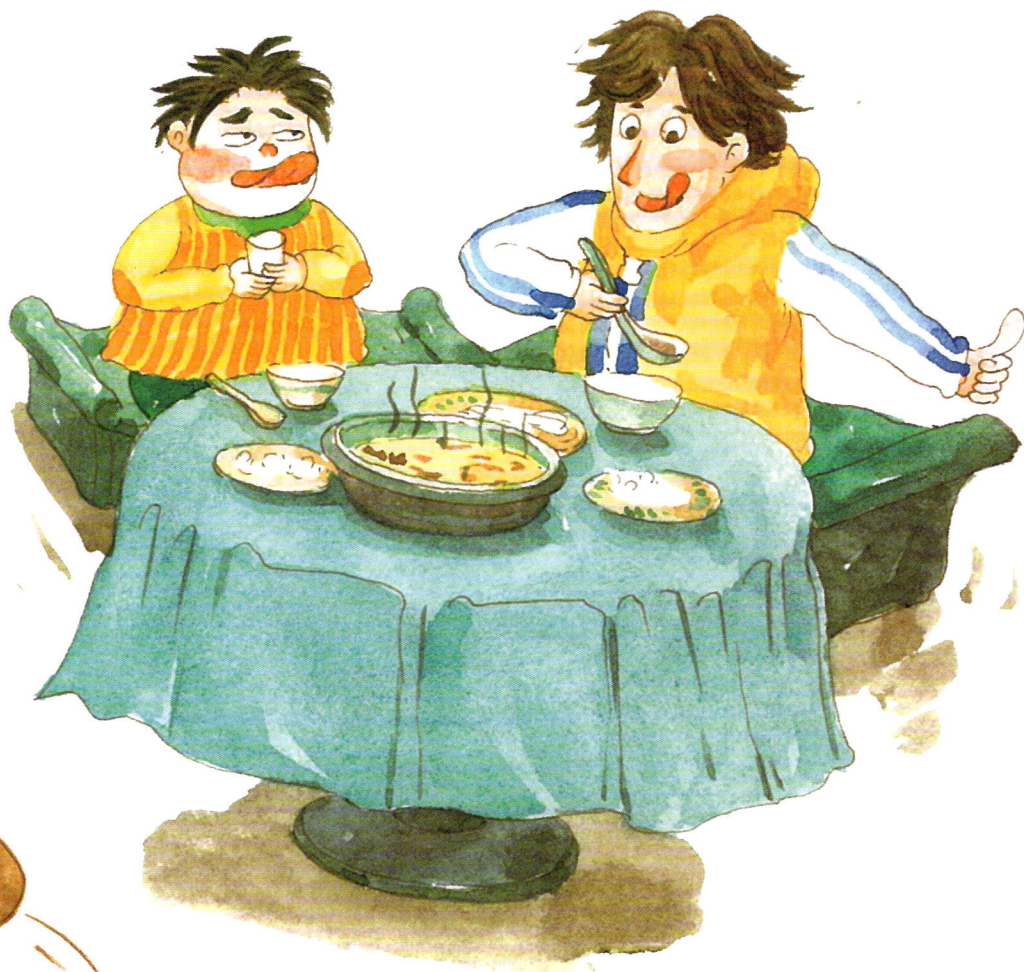

▶ 更快的感受速度

人的味觉从呈味物质刺激到感受滋味仅需 1.5 ~ 4.0 毫秒，比视觉（13 ~ 45 毫秒）、听觉（1.27 ~ 21.5 毫秒）、触觉（2.4 ~ 8.9 毫秒）都快。

▶ 是什么扰乱了你的味觉

嗅觉

感冒时往往觉得吃什么都不香，这是因为鼻子和嘴巴是相通的。嘴巴在吃东西的时候，其实鼻子也在闻气味，而且它闻到的味道占我们感受到味道的80％～90％。感冒时会鼻塞，鼻子闻不到气味，对味道的感受也就减弱了。

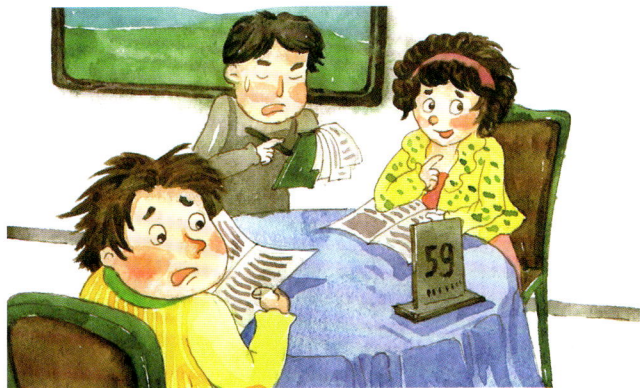

色彩

从色彩学来说，食物、餐具及用餐时周围环境的色彩都能影响人们进餐时的心情。比如，鲜艳的颜色（红、黄、橙等）能够从感观上刺激人的中枢神经系统和味觉，使人食欲大增。

噪声

坐飞机或火车时，飞机飞行的噪声和火车行驶的轰鸣声会影响我们感受咸和甜的能力，让我们觉得"食不知味"。这也解释了为什么许多餐馆播放的音乐倾向于抒情音乐。

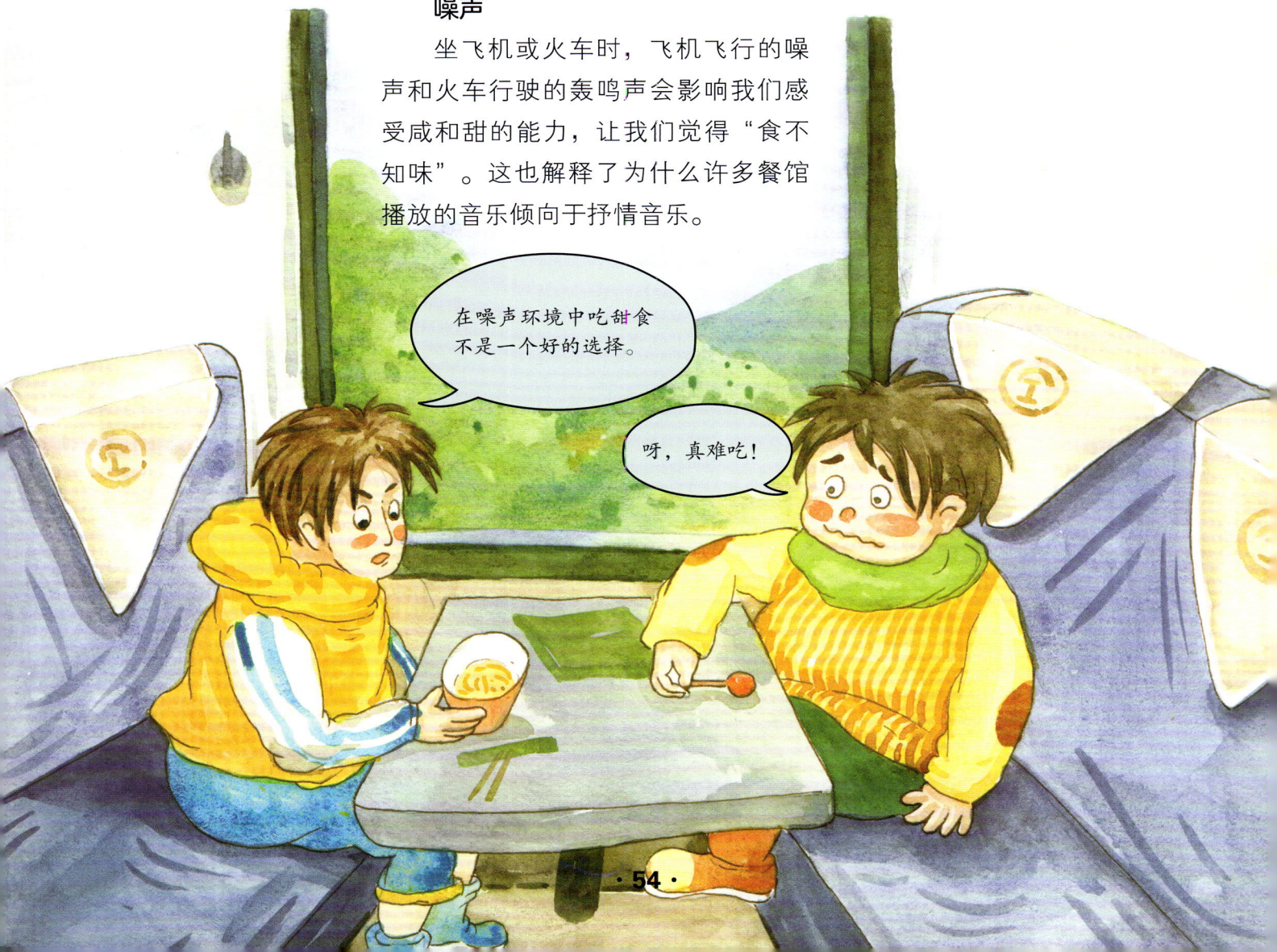

在噪声环境中吃甜食不是一个好的选择。

呀，真难吃！

· 54 ·

▶ 温度会让味觉变迟钝

　　一般随着温度的升高，味觉会加强。最适宜味觉产生的温度是 10 ~ 40℃，尤其是 30℃ 最敏感，大于或小于此温度，味觉都将变得迟钝。

味蕾细胞是由周围上皮细胞更新，所以味觉的恢复期至少在 10 天。

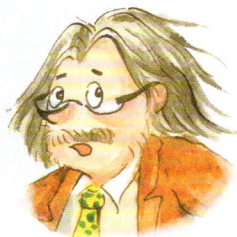

▶ 超级味觉者与味盲者

　　对味觉敏感的人舌头上分布的味蕾细胞更多，属于超级味觉者。他们需要更重的咸味来遮盖食物中的苦味，因此摄取的盐分比味觉不敏感者多。超级味觉者生活在一个食物味道鲜明的世界，而味盲者则生活在食物味道柔和的世界。

▶ 味觉也会"变老"

　　虽然味蕾会每两周更新一次，但随着年龄的增长，约有 2/3 的味蕾会逐渐萎缩，人的味觉功能也就随之衰退了。婴儿约有 10 000 个味蕾，到成年后只剩下数千个。另外，吸烟或喝滚烫的饮品也可能杀死味蕾。

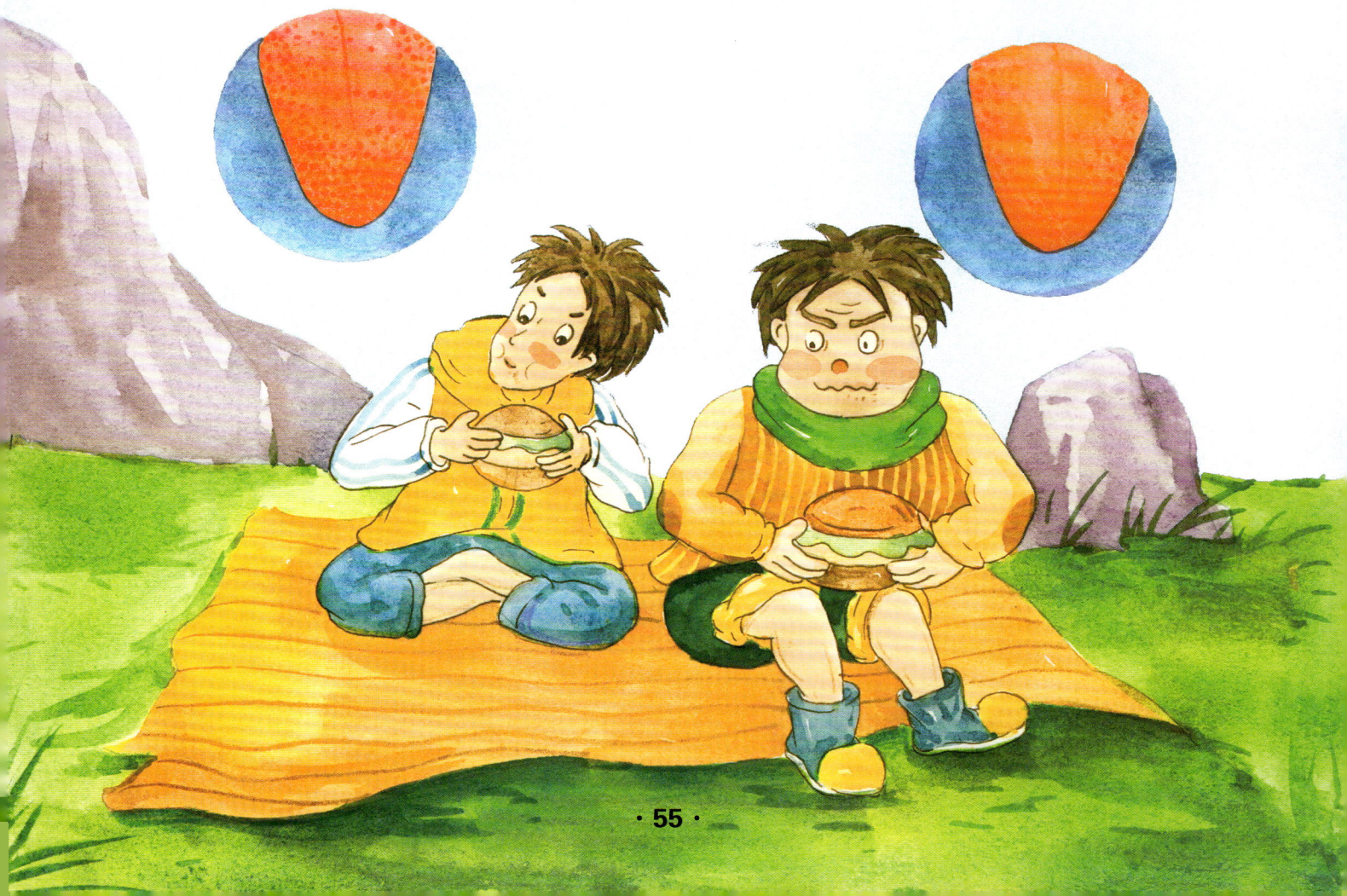

▶ 居然有人喜欢吃臭的东西

榴梿、臭豆腐究竟是好吃，还是不好吃？有人奉之为珍馐，有人却受不了它们的味道。这是为什么呢？

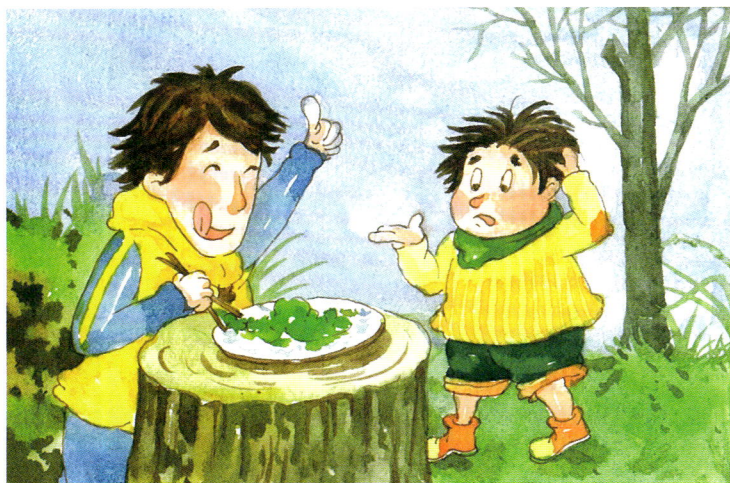

羊水的味道是甜的，这也是我们喜欢吃甜食的原因之一。

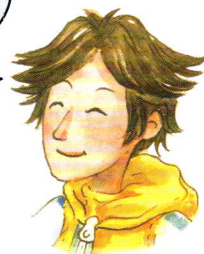

怪不得我爱吃糖啦！

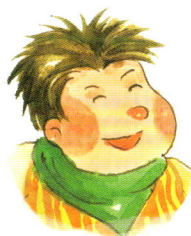

环境

环境决定了人的后天喜好。社会经验也会让我们接受一些原本可能并不喜欢的味道。有时候你不得不吃一些东西，虽然你不喜欢，但可能会慢慢接受。

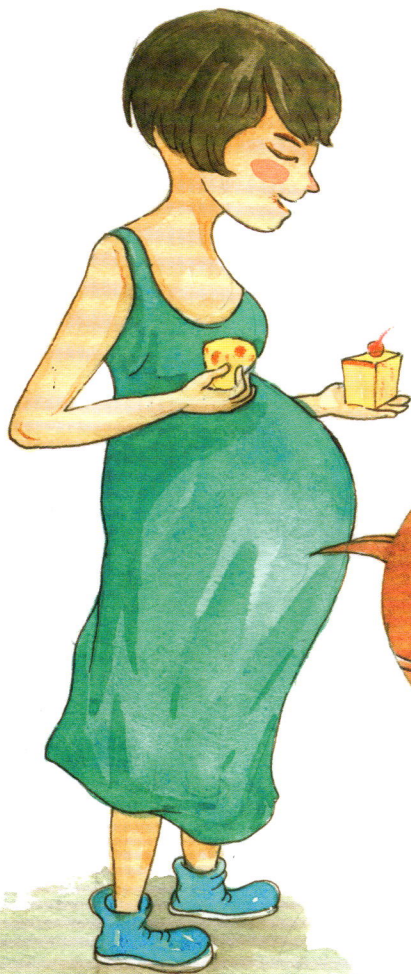

基因通过影响味蕾接收器的结构来影响我们对食物的选择，这决定了人的先天喜好。

母亲的影响

如果女性在怀孕和生产后偏爱某种食物，那么很可能胎儿、婴儿在分别通过"品尝"子宫内的羊水和母乳中该食物的成分后，也会喜欢上这种食物。

▶ 进化让我们形成"偏食"

　　我们的祖先为了生存，必须从事打猎、采集、捕鱼等沉重的体力工作，因此他们需要足够的脂肪、蛋白质来补充体力。所以在进化的过程中，吸收脂肪、蛋白质等营养物质效率高的后代被留了下来，这是一个很重要的生存因素。

　　许多有毒或者腐烂的食物都会发出苦味，苦味的作用就是发出危险信号，通报进入口腔的物质对身体有害，因此我们的祖先往往会远离那些苦味食物。

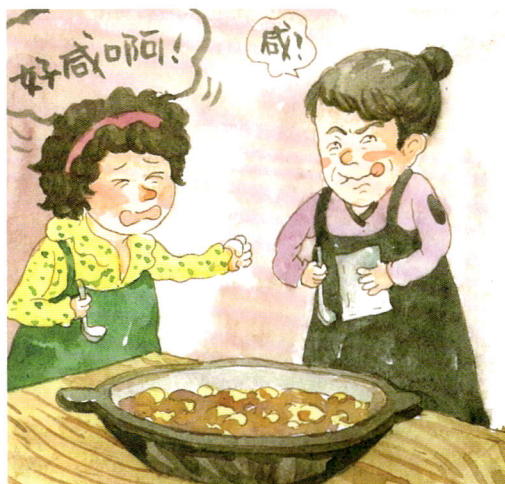

好咸啊！　咸！

　　偏好某一种口味也可能是营养失衡或者健康异常的信号。例如想吃甜食，可能是因为体内缺乏能量；爱吃肉，可能是因为缺铁；想吃咸，可能是过于疲劳的表现。

甜味也能带来大量能量，因此我们的祖先喜欢吃甜食，以应付食物不足的情况。

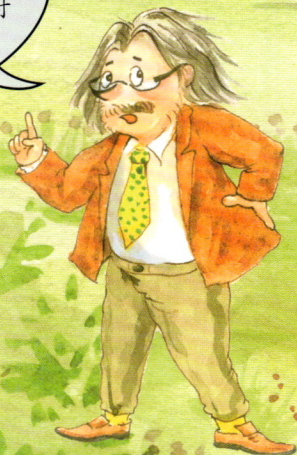

▶ 感受芳香的奥秘

　　鼻子是我们闻气味的器官，它能将外界的气味传送到大脑皮质，使人们产生各种各样的气味感觉。鼻子和大脑之间有一条精密的"气味传送带"，叫"嗅觉系统"。

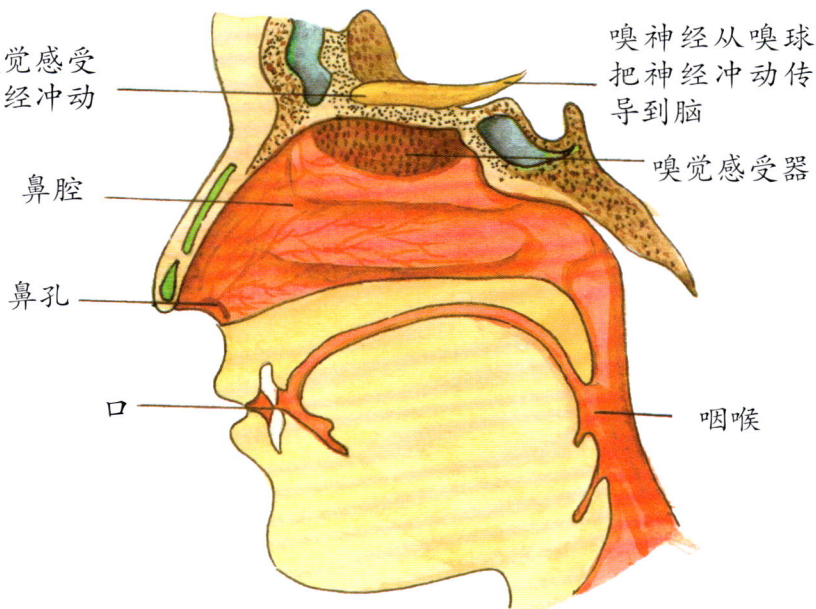

嗅球从嗅觉感受器接收神经冲动

嗅神经从嗅球把神经冲动传导到脑

鼻腔

嗅觉感受器

鼻孔

口

咽喉

　　嗅觉系统由嗅上皮、嗅球和嗅觉中枢组成。鼻腔内的嗅上皮是嗅觉感受器官，含有嗅觉感受细胞；嗅球是气味进入大脑的中转站，接收来自嗅上皮的嗅感受神经；嗅皮质位于大脑皮质，是大脑处理气味的终端。

　　气味分子一旦进入鼻孔，就会附着在嗅上皮黏糊糊的黏膜里。这些气味分子不断刺激嗅上皮的嗅细胞，作为"通信员"的嗅神经就会将刺激传到嗅球，嗅球再将信号传递到嗅皮质，这样我们就闻到气味了。

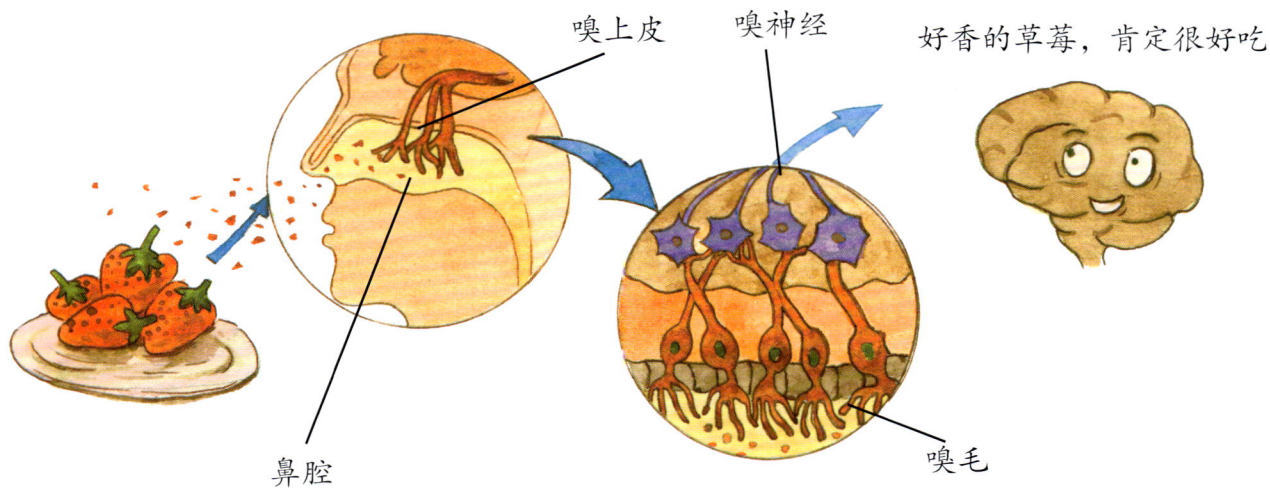

嗅上皮

嗅神经

好香的草莓，肯定很好吃

鼻腔

嗅毛

▶ 古老而本能的感觉

嗅上皮位于大脑的旧皮质。旧皮质主管嗅觉，是一块非常古老的脑区。当爬行动物出现后，大脑才形成新皮质，因此可以说嗅觉是一种原始的、古老的感觉。

嗅觉是动物的本能感觉，刚出生的宝宝可以依靠嗅觉辨认自己的妈妈；雄性河马会用自己的尿味吸引"意中人"，它们在河里撒尿，并用尾巴把尿液扫到四周，还会把自己的粪便喷到对方身上。

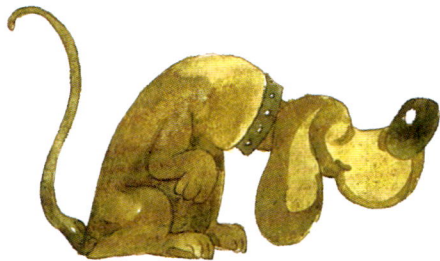

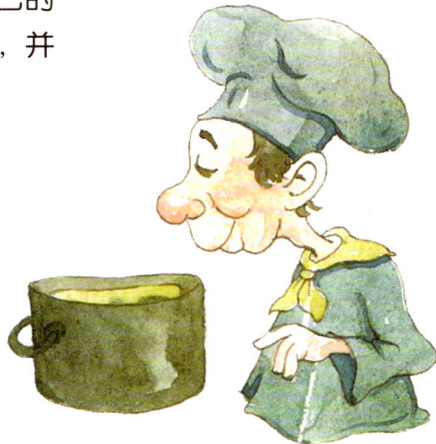

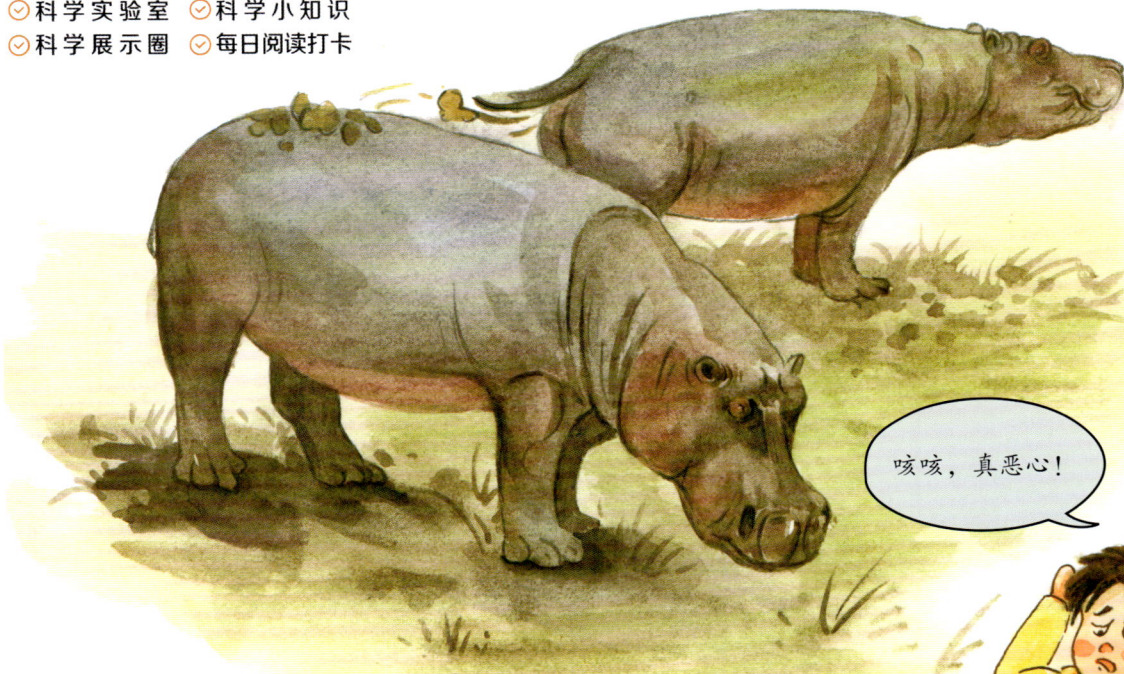

咳咳，真恶心！

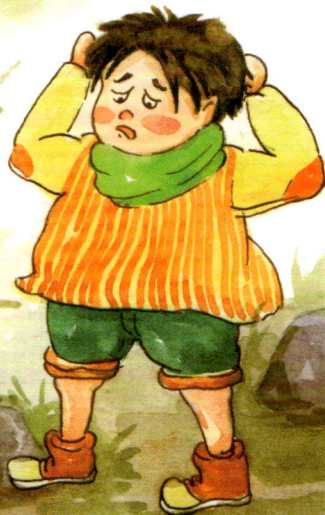

与正常呼吸相比，闻气味的动作可以更快地将气味分子吸入鼻腔上部。大约在 4 亿年前，早期脊椎动物的脑部就已经有体积较大的嗅球了，这表明嗅觉在生存中占据重要地位。

▶ 从鼻子到大脑——气味的旅行

第一站：嗅觉感受器——嗅上皮。

嗅上皮只有邮票大小，上面却分布了百万个嗅细胞。嗅细胞、支持细胞、基底细胞是嗅上皮主要的 3 种细胞。

嗅细胞的顶端有纤毛，底端有长突，它们汇集成许多细微的嗅丝，组成嗅神经通向大脑。当嗅细胞的纤毛受到气味分子的刺激时，便会产生神经冲动传向嗅球。

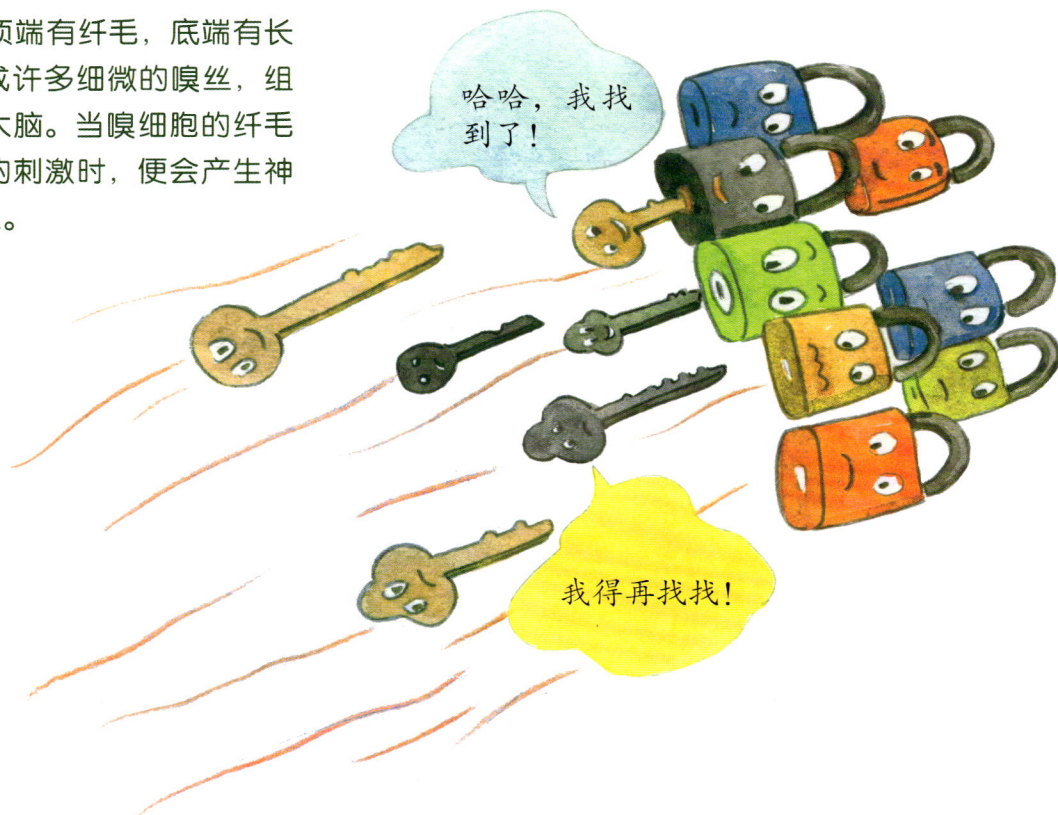

哈哈，我找到了！

我得再找找！

嗅细胞纤毛有一种叫嗅觉受体的蛋白质，它能够与气味分子结合。只有在互相吻合的情况下，气味分子这把"钥匙"才能刺激相对应的嗅细胞，使我们闻到气味。人体内干预嗅觉受体的基因有 1 000 个左右，但起作用的只有 380 个。

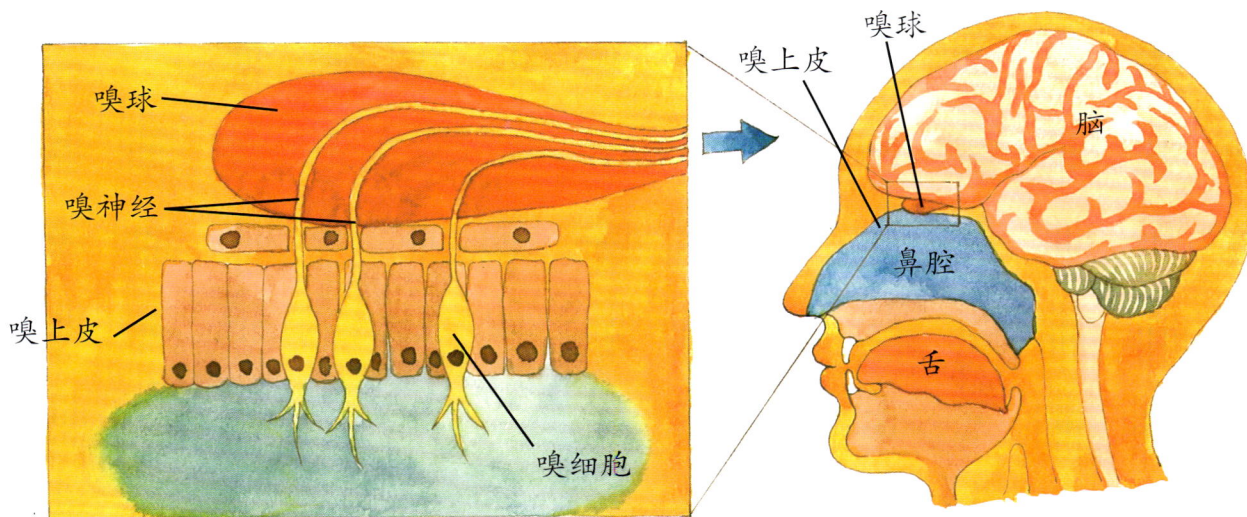

第二站：大脑中转站——嗅球。

气味分子到达大脑的第一站是嗅球。被数以万计的嗅觉感受器接收的信号会在嗅球内进行加工，因此我们可以分辨成千上万种不同的气味。

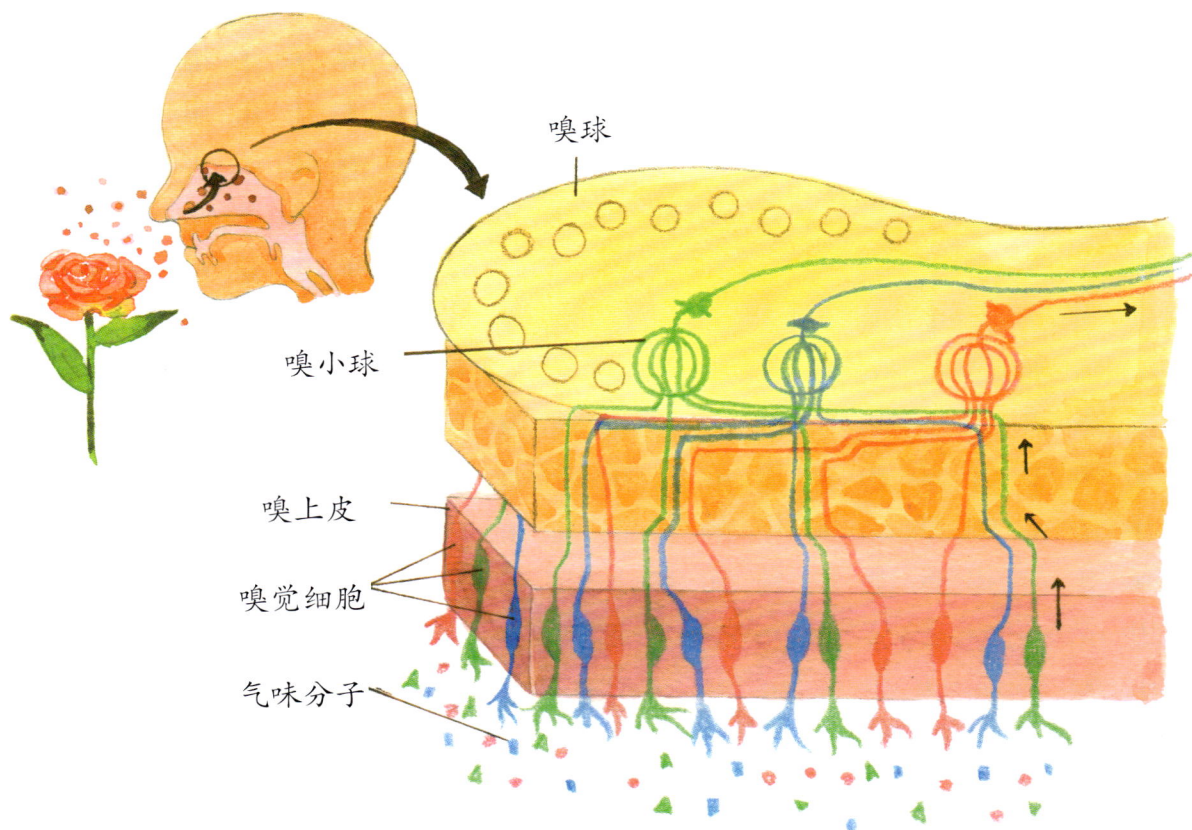

嗅球

嗅小球

嗅上皮

嗅觉细胞

气味分子

第三站：嗅觉高级中枢——嗅皮质。

离开嗅球的纤维形成嗅神经，通向嗅皮质。嗅觉信息将会分成两条路线被大脑处理。

第一条路线：初级嗅觉皮质—丘脑—前额皮质。

第二条路线：次级嗅觉皮质—内嗅皮质—海马体。

初级嗅皮质对探测外界气味的变化有重要作用，而次级嗅皮质用来分辨气味。

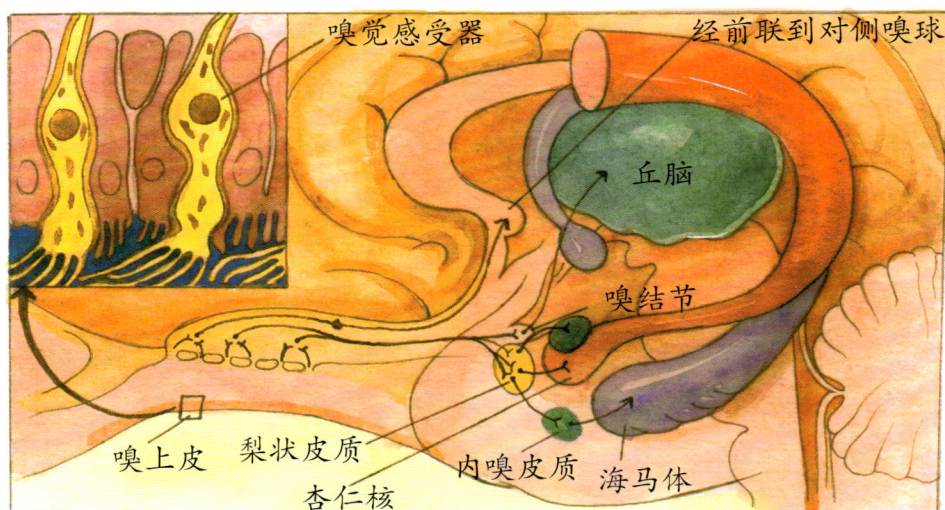

嗅觉感受器

经前联到对侧嗅球

丘脑

嗅结节

嗅上皮

梨状皮质

杏仁核

内嗅皮质

海马体

▶ 我们可以闻到多少种气味

人类的嗅上皮里分布着约 1 000 种气味受体，它们位于嗅觉受体细胞内。每一种嗅觉受体细胞只拥有一种类型的气味受体，而每一种受体能探测到有限数量的气味物质。通过气味受体产生大量的组合，我们可以辨别和记忆大约 1 万种不同的气味。

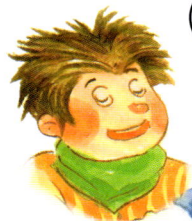

> 我们的鼻子真是太厉害了！

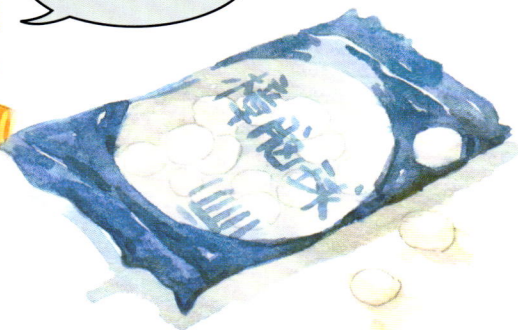

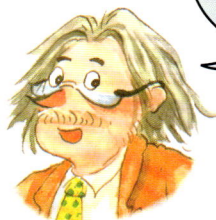

> 能引起嗅觉反应的物质必须容易挥发、能溶解于水或油脂中。

> 世界上还有靠闻味道来工作的职业，比如香水调配师。

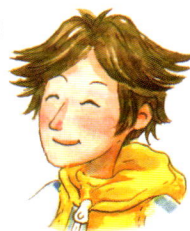

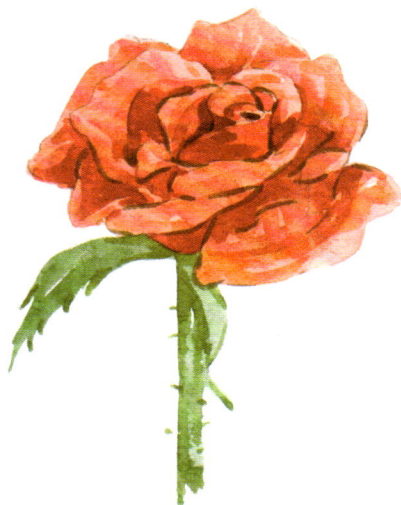

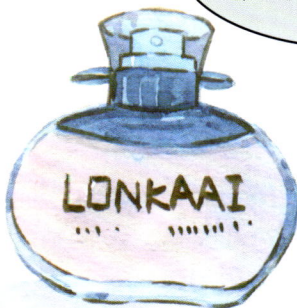

一般而言，气味是香还是臭与气味的分子结构有关。小而密的分子气味会令人不悦，大而松散的分子会令人感到愉悦。我们鼻子里的嗅觉感受器中固定的一部分能感应"臭气"，另一部分能"闻香"，这两派感受器并不会"掺和"对方的工作。

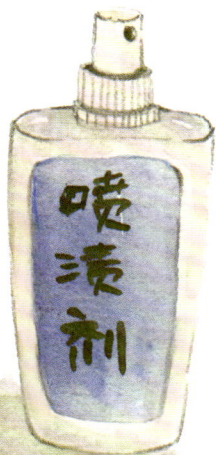

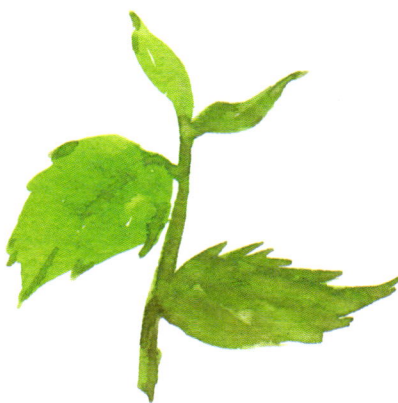

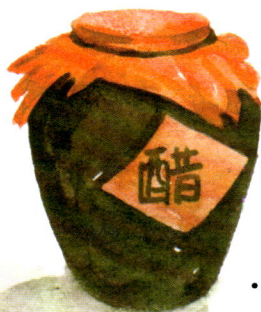

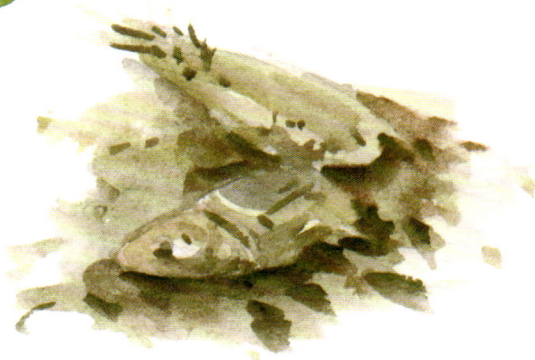

▶ 嗅觉与味觉是相通的吗

品尝美食主要依靠味觉？错了，其实有 80% 以上的感受由嗅觉提供。你可以试着捏鼻子去尝一尝橙子，你感受到的只有酸味或甜味，而松开鼻子再试试，你会感觉那个味道丰满了很多，脑子马上反应过来——这是橙子！

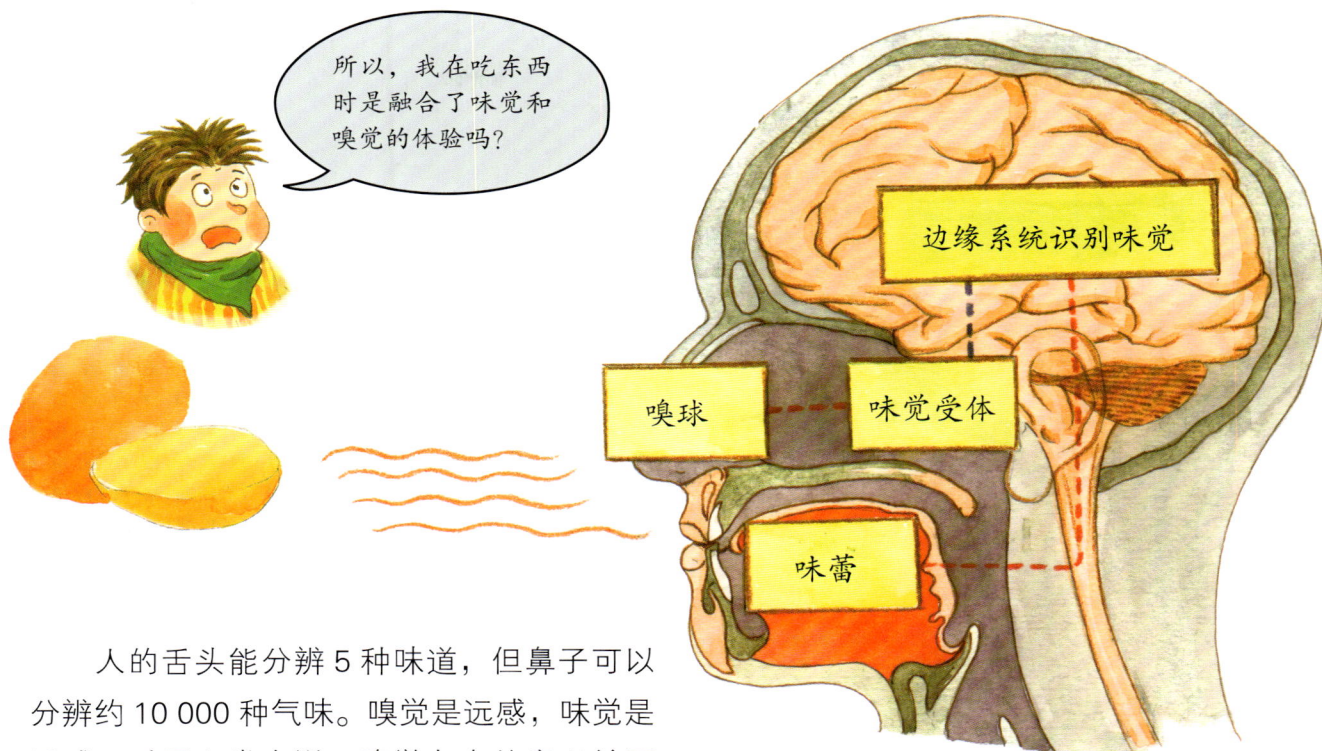

所以，我在吃东西时是融合了味觉和嗅觉的体验吗？

边缘系统识别味觉

嗅球

味觉受体

味蕾

人的舌头能分辨 5 种味道，但鼻子可以分辨约 10 000 种气味。嗅觉是远感，味觉是近感。对于人类来说，嗅觉存在的意义并不是分辨有多少种气味，而是提示这个东西有没有气味，它能不能吃，好不好吃。

你说得没错。

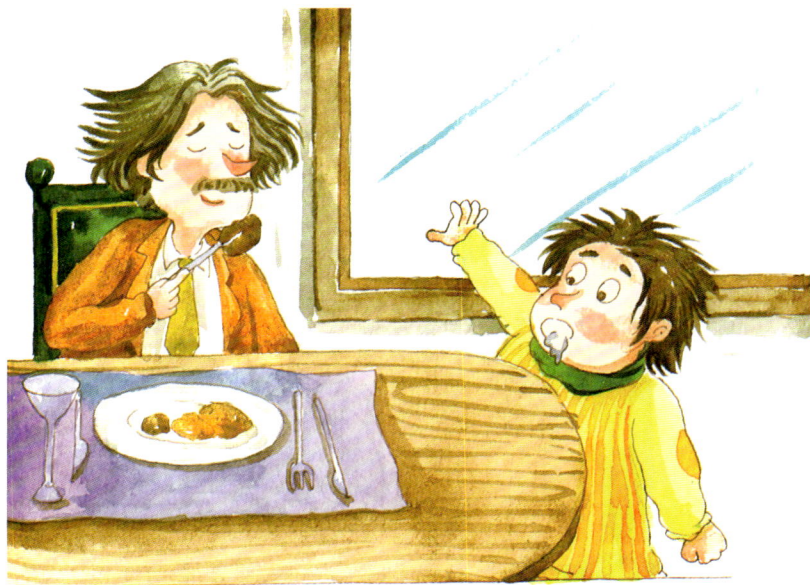

在现实世界中，绝大多数气味都是混合体。咖啡的香味中混合了大约 150 种可以被人类识别的气味，但人们不会嗅到这 150 种气味，只是嗅到咖啡味。这个过程可比识别咖啡杯的形状复杂多了。

▶ 为什么有些气味会让人难以忘怀

大脑处理气味信息会经过大脑的内嗅皮质和海马旁回，这两个区域与记忆功能有关。正因为这样，每当我们闻到某一种味道时，处理记忆的大脑部位也会被激活，从而唤起有关这个味道的记忆。

人对照片的记忆在 3 个月后剩下 50%，但对气味的记忆在 3 个月后却剩下 65%。

嗅觉是唯一能将神经冲动直接传入大脑皮质的感觉，所以它总是能唤醒我们的记忆。

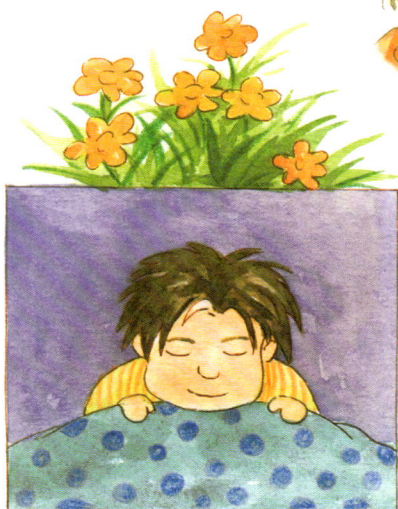

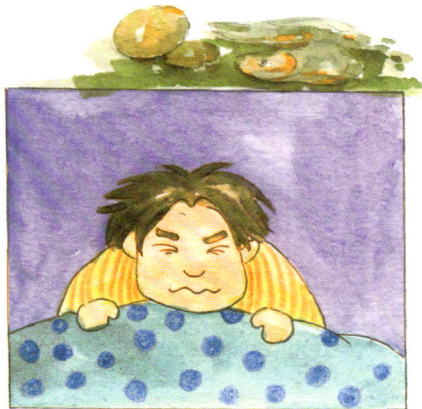

气味是最有可能刺激回忆的一种感觉。在所有感觉记忆中，气味感觉最不容易被忘记。视觉记忆经过几天甚至几小时就可能淡化，但对气味的回忆却可以保持一年或更长时间。

嗅觉唤起的记忆往往会让人觉得非常真实、鲜明，但事实上并不完全是这样。因为嗅觉通路经过了杏仁体，而杏仁体掌管着人的情绪，这种回忆偏向主观性，有时可能会与事实相反。

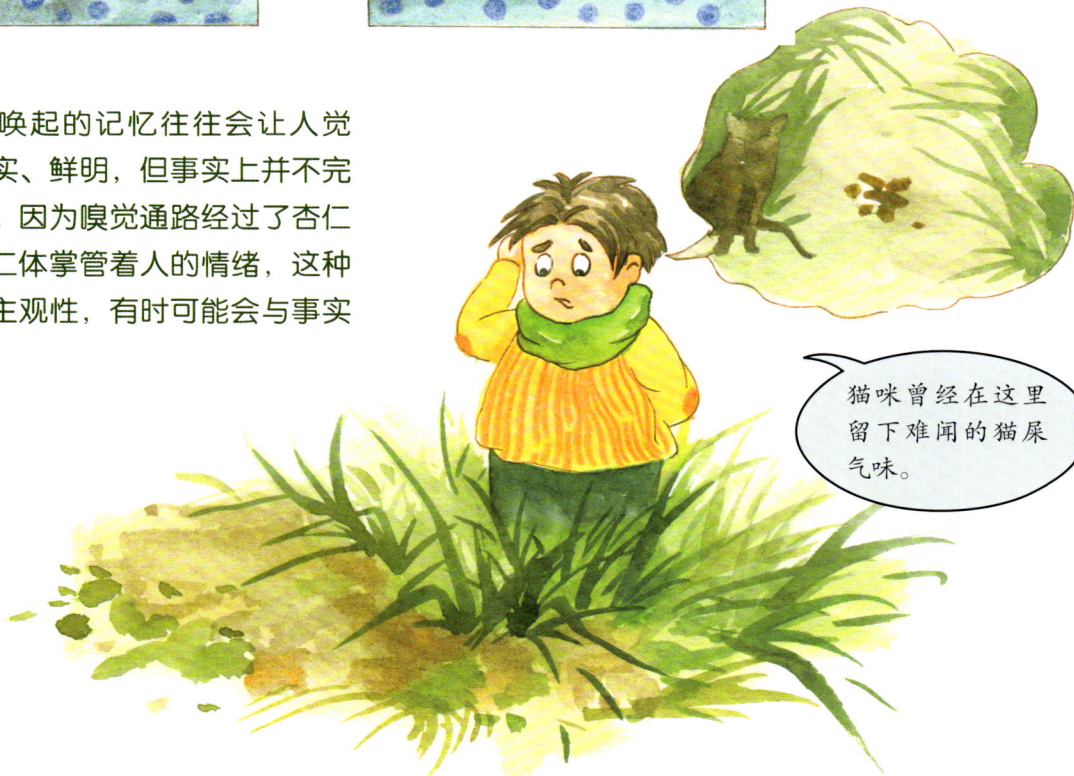

猫咪曾经在这里留下难闻的猫屎气味。

▶ 为什么气味会影响我们的情绪

人的情绪有 75% 是由嗅觉产生的，因为气味信息经过了掌控情绪的脑区——杏仁体。当我们察觉到某种气味时，杏仁体便开始活化，而且对气味的反应越激烈，杏仁体的活化度就越强烈。这也可以解释为什么有些视力并不好的动物闻到人的气味会立刻躲避。

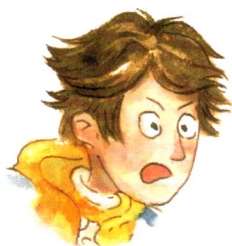

如果失去嗅觉，人很可能会出现心理疾病，如抑郁症倾向会增加。

德国研究者发现，那些天生嗅觉功能不好的人在社交方面存在障碍，还容易受到抑郁症的困扰。

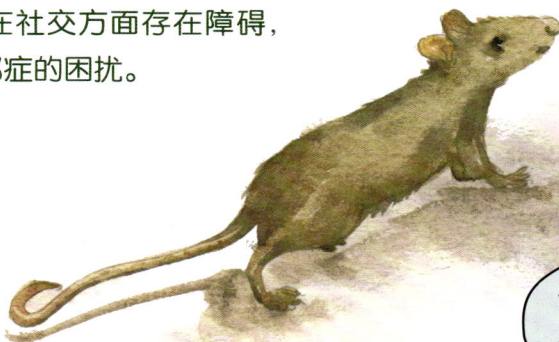

嗅觉对我们来说真是太重要了！

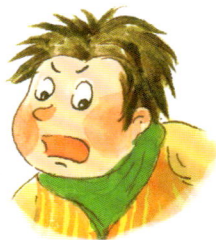

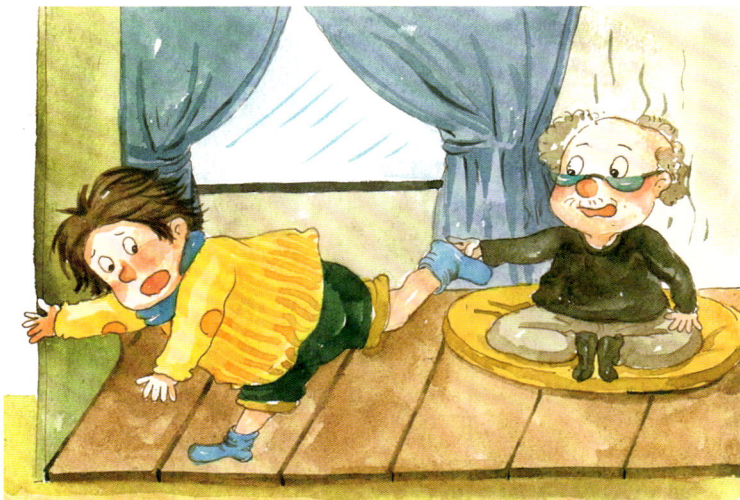

嗅觉甚至会传染情绪。如果一个人嗅到了另一个焦虑的人身上的气味，自己也可能变得焦虑。一种解释是，在嗅到别人的气味时，人们接收到了对方传递的化学信号，因而也感同身受。

▶ **触觉如何产生**

当我们身体与物体接触时，会产生温度、湿度、疼痛、压力、振动等方面的感觉，这就是触觉。触觉的产生依赖于皮肤上多种类型的神经感受器，它们既有专业的分工，有时也会彼此合作，为我们创造出丰富的触觉感受。

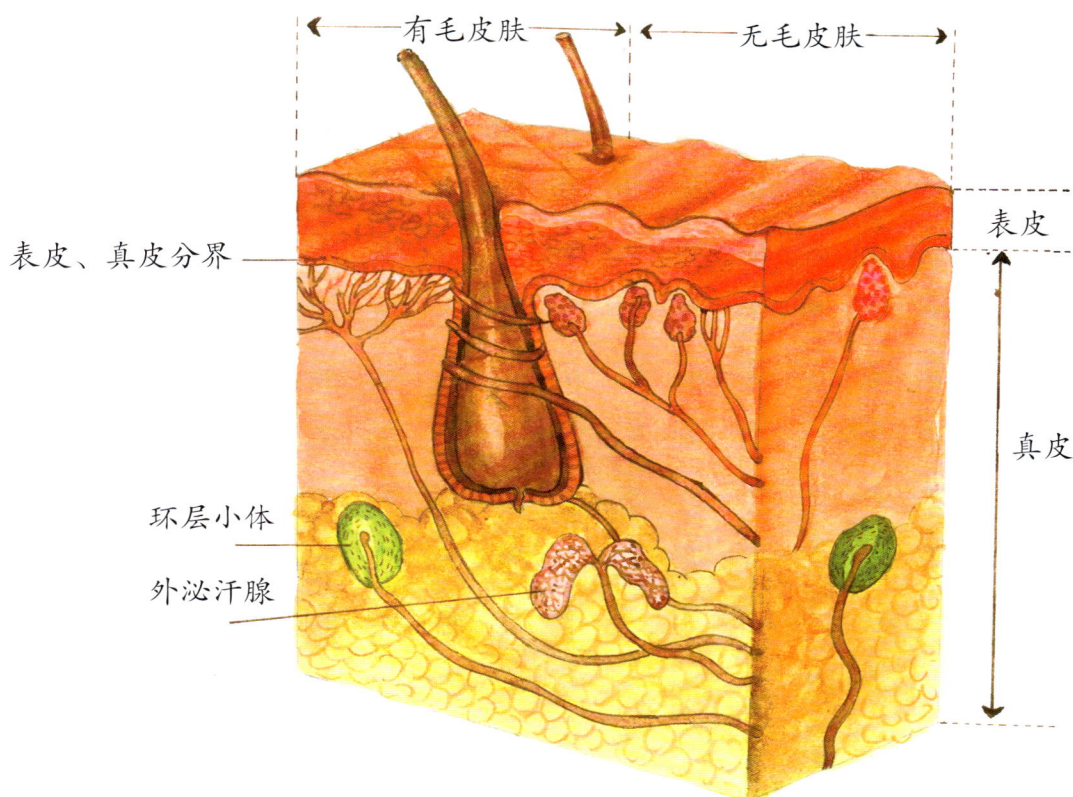

皮肤中有上百万个不同种类的触觉神经末梢。各类接触模式使感受器以每秒几千次的频率将信息传到大脑。通过信息导入，大脑迅速分析出接触物的软或硬、干或湿、冷或热等信息。

嘿嘿！！！

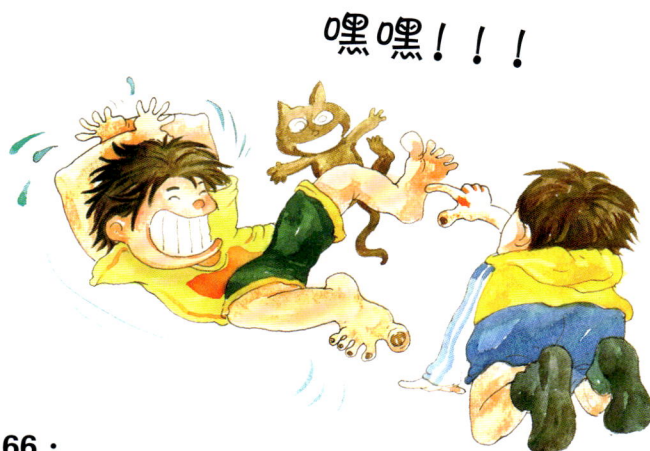

▶ 皮肤能感受什么样的感觉

触觉、温觉、冷觉和痛觉是皮肤的基本感觉。特定的皮肤点只对特定种类的刺激发生反应，并产生相应的感觉。例如，一些皮肤点只对机械刺激发生反应，并产生触觉；另一些皮肤点则对温刺激产生温觉，或者对冷刺激产生冷觉。

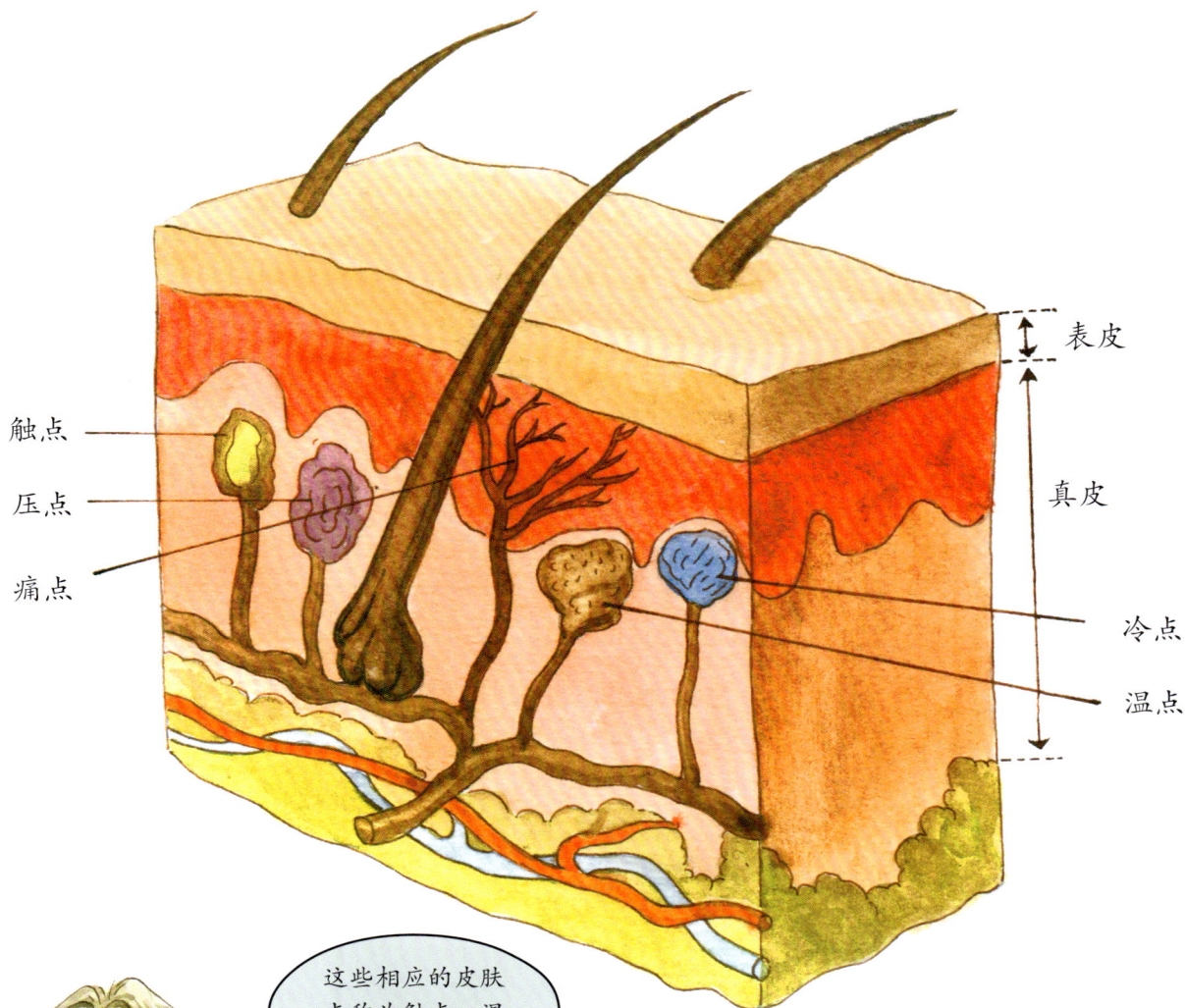

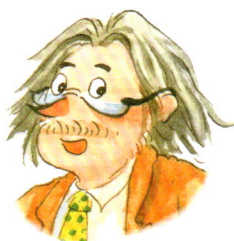

触点

压点

痛点

表皮

真皮

冷点

温点

这些相应的皮肤点称为触点、温点、冷点和痛点。

啊哈哈！！！

肤觉感受器呈点状分布，在不同部位的皮肤上的数目是不同的，其中以痛点和触点较多，温点和冷点较少，并且同一种感觉点的数目在皮肤的不同部位也是不同的。

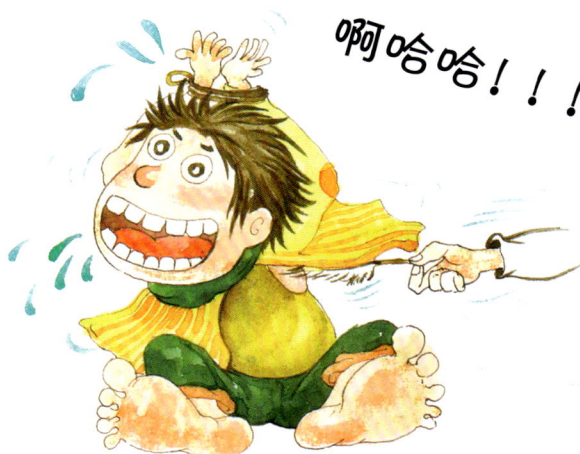

▶ 身体里的感觉地图

身体不同部位的敏感程度各不一样，例如，指尖可以精细分辨出一个针头大小的物体，而并排的两个指头按压在背部，却感受不出是一个手指头还是两个。

如图所示，位于大脑顶叶的第一躯体感觉皮质主管着整个身体的触觉形成。皮质的不同部分分别对应身体的某个部位。皮质面积越大，代表神经元数量越多，身体该部位的触觉就更精细敏感。

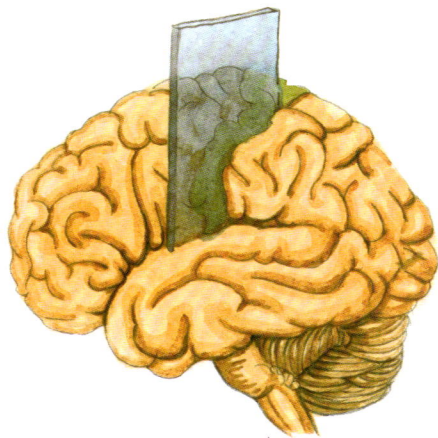

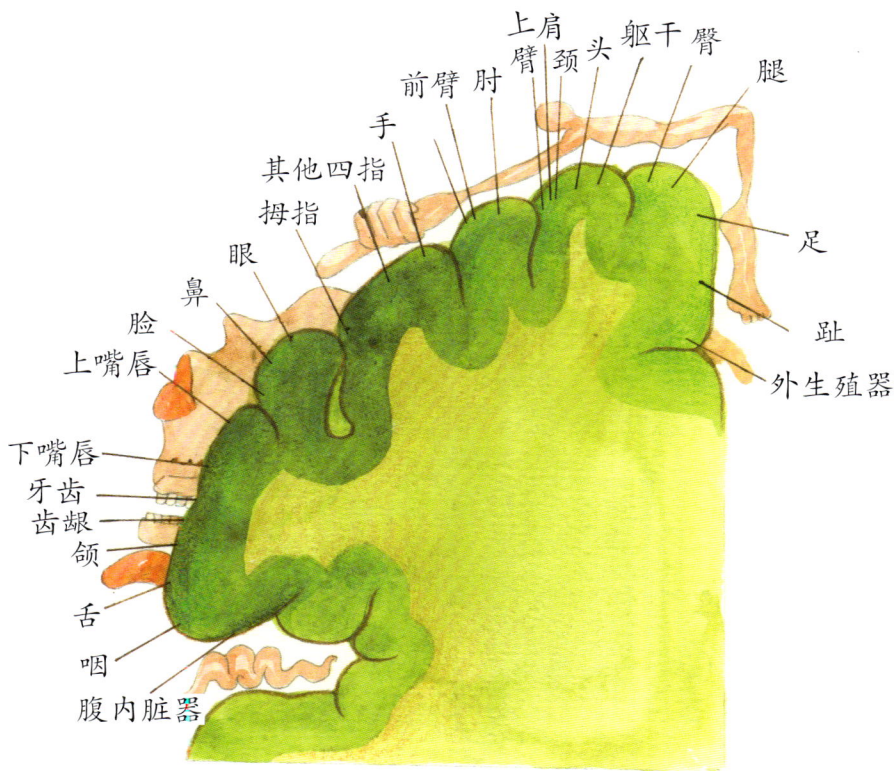

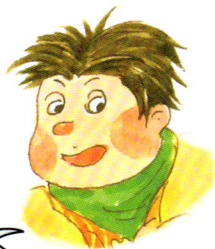

前臂　肘　上臂　颈　头　躯干　臂　腿
手
其他四指
拇指
眼
鼻
脸
上嘴唇
下嘴唇
牙齿
齿龈
颌
舌
咽
腹内脏器
足
趾
外生殖器

别挠我痒痒，哈哈哈！

抚摸背部和肩胛骨可以让人感觉到安慰。

人背部的轻度触觉末梢器官数量比的其他部位皮肤少，因此，人们常常说不清背部疼痛的具体位置。不过通过抚摸背部，反而特别容易起到心理上的安慰效果，让人感觉平静安全。

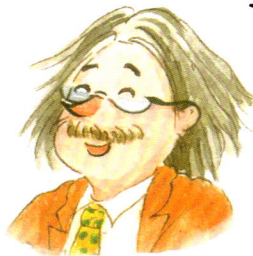

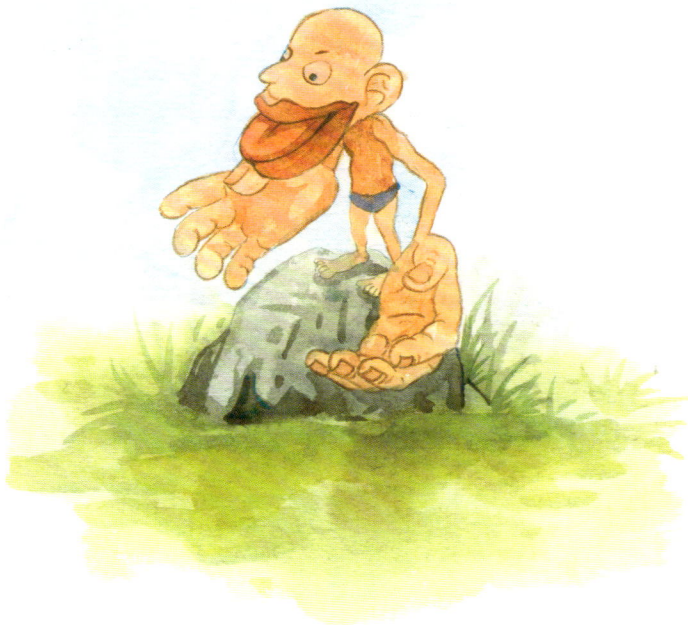

将第一躯体感觉皮质的划分比例投射到身体上，就能得到左图的一个怪异的小矮人——唇舌和双手大得不成比例，而躯干部分却格外细小。

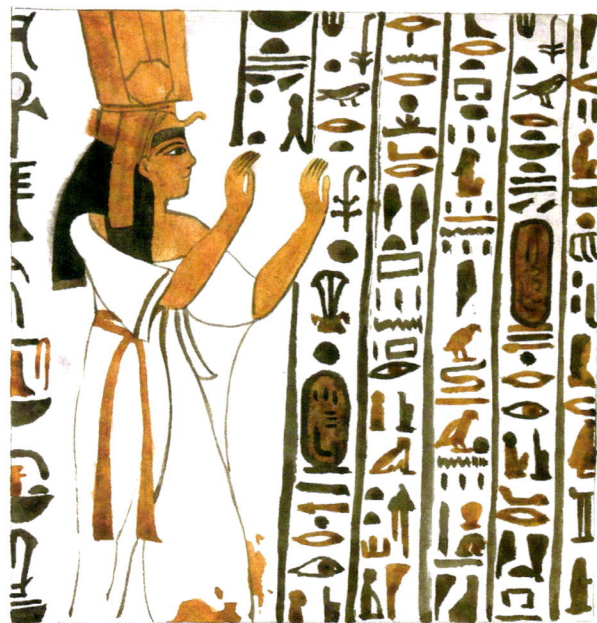

小矮人的身体比例说明了触觉感受器在身体中的分布——头面、嘴唇、舌和手指等部位的分布极为丰富，尤其是手指。躯干、四肢的触觉感受器分布少。触觉感受器分布越密集，触觉越敏感。

人的双手不但灵巧，而且是与外界保持接触的主要媒介。远在古埃及时代，手就被用来治疗疾病了。埃及人用自己的指尖在患者背部上下垂直移动，以达到治病的目的，这就是早期的按摩疗法。

哦，这是个带咒语的魔法吗？

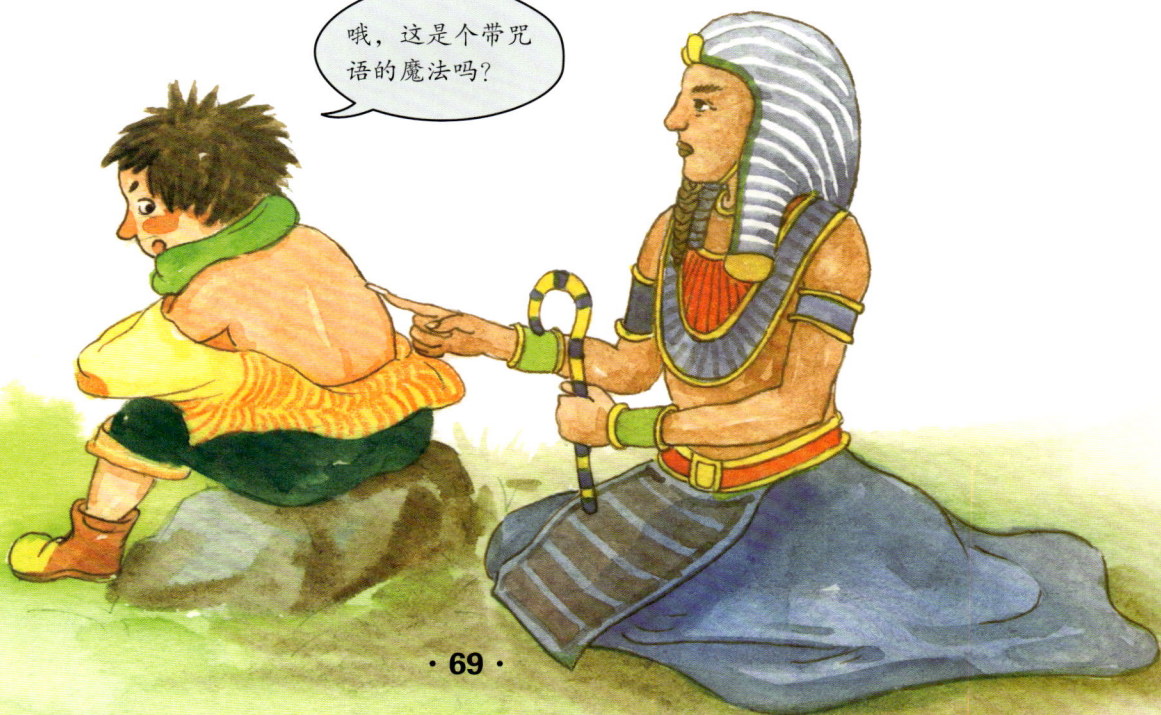

▶ 被欺骗的触觉——错觉

对于视错觉，我们很容易就能感觉出来，而触觉错觉却很难分辨。不过我们可以借助一些小工具来解决这个问题。

匹诺曹的鼻子

把自己的眼睛蒙上，站在朋友身后。一只手抓住自己的鼻子，另一只手抓住朋友的鼻子。维持这个姿势几分钟，你会觉得你的鼻子变长了。

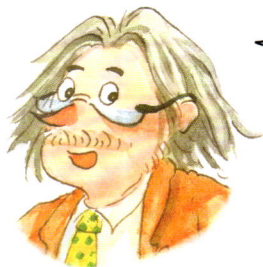

> 越是纤细的手指，触觉就越灵敏。这是因为手指越细，触觉神经末梢分布就越密集。

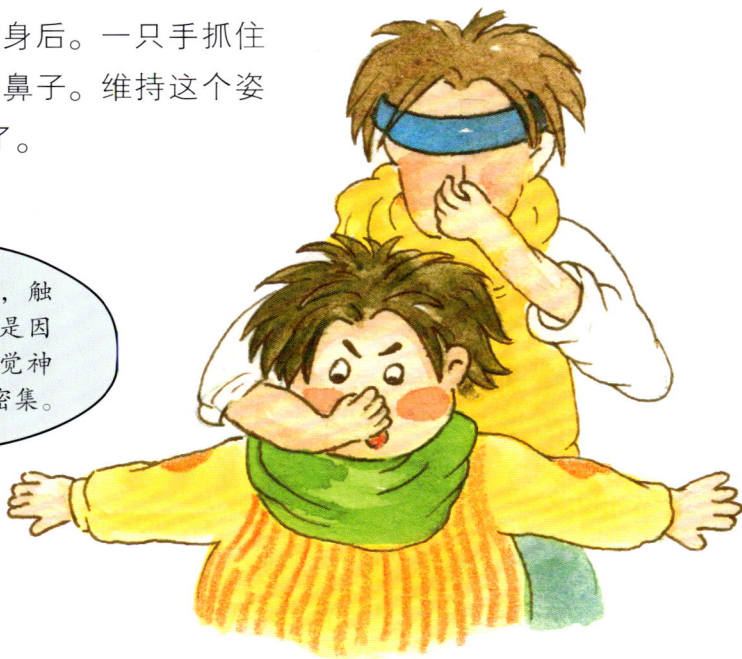

在做这个动作时，你的大脑会接收到两个完全相同的感觉信号，于是产生"摸着一个鼻子"的错觉。因为缺少视觉信息，而且有一只手是向前伸展的，所以大脑就以为鼻子变长了。

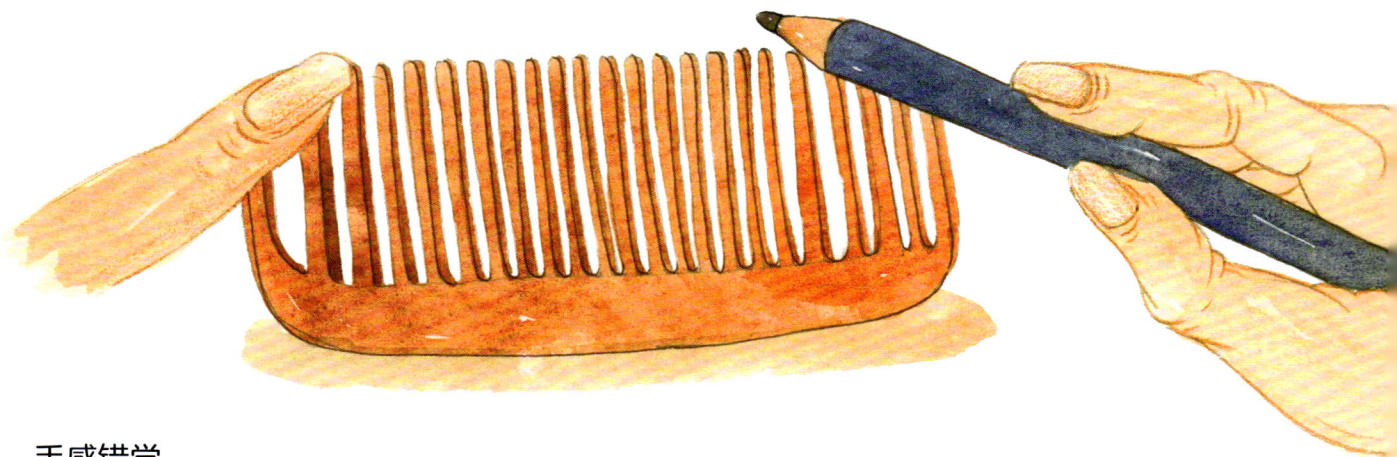

手感错觉

指尖是我们身体最敏感的部位，因此也是最容易被错觉"愚弄"的部位。你可以找一个梳子和铅笔，将食指平放在梳子的齿尖上，然后用铅笔在梳齿上来回滑动。这个过程会让你感觉仿佛有很多触点在上下跳动。

亚里士多德错觉

将食指和中指交叉，然后用触摸一个小的圆形物体，比如豌豆，你会感觉自己好像摸到了两颗豌豆。

这个例子叫感知分离。正常状况下，两个手指的这两个接触面是几乎不会同时接触的，当我们把它们交叉时，触感就从这两个侧面分别传向大脑，让大脑产生有两颗豌豆的错觉。

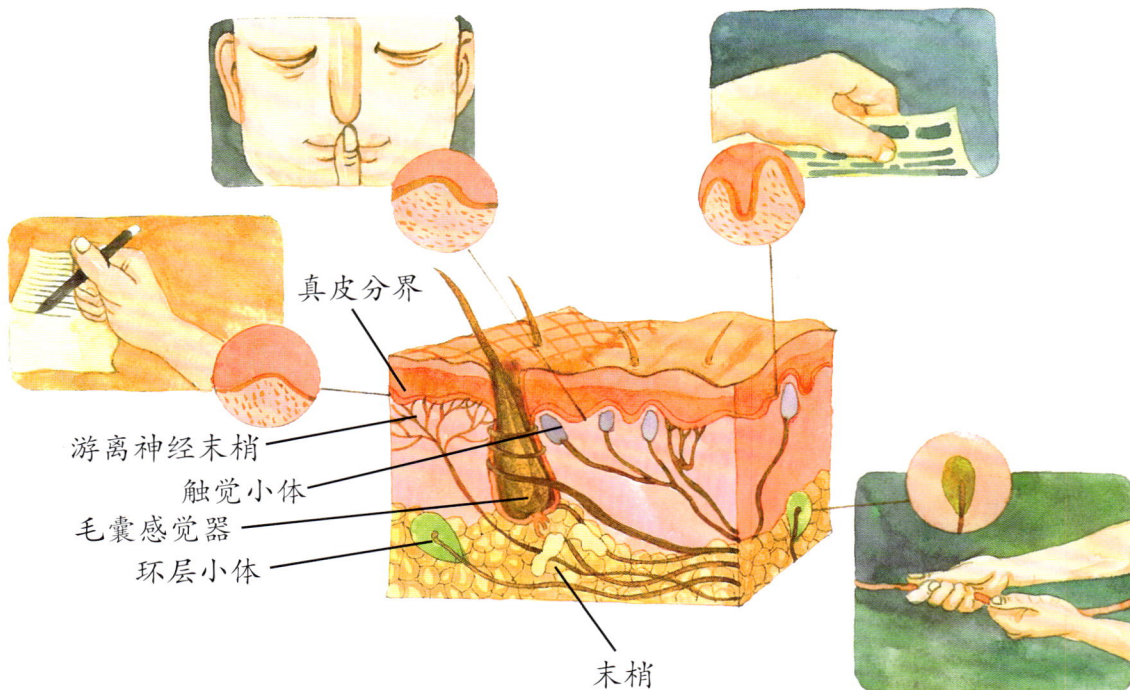

真皮分界

游离神经末梢

触觉小体

毛囊感觉器

环层小体

末梢

一心不能二用

将双手掌心朝下向前伸出，闭上眼睛，让他人快速敲击你的手背。通常，你能准确说出哪只手被敲击。但将双臂交叉并进行同样的实验时，很多时候都会判断错误。

当大脑试图同时做很多事情的时候，很容易发生错觉。大脑一方面要接收双手交叉的状态信息，同时又要关注敲打的先后顺序，而后者常常会干扰前者的辨认。

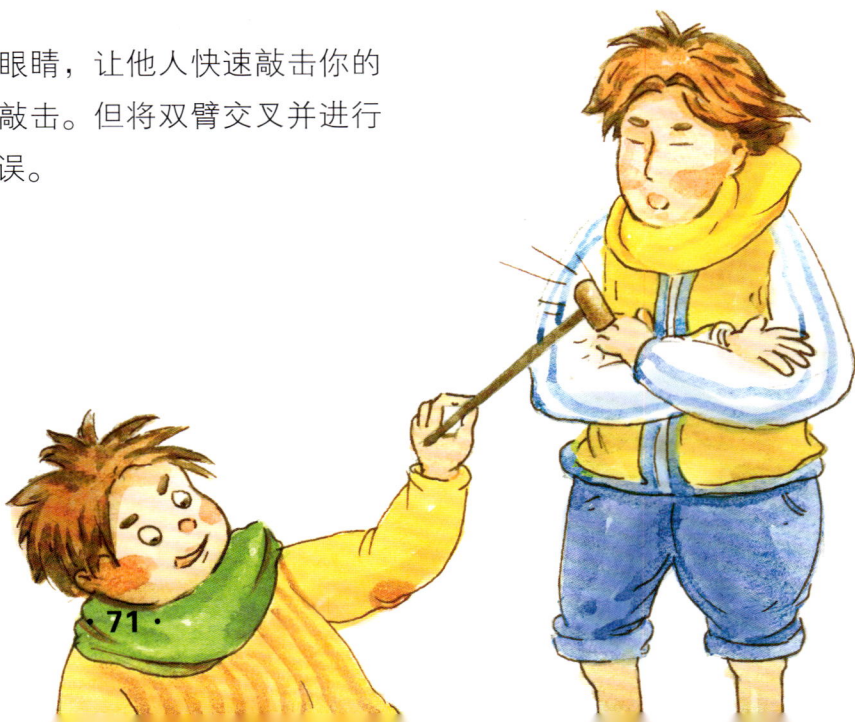

▶ 我们如何感受到疼痛

我们的皮肤、肌肉和内部器官遍布着感受器，任何一种外来伤害都会刺激疼痛感受器。它会将电信号传递到脊髓及丘脑，丘脑再将信号传递给大脑的其他部位，以判断疼痛来自哪里、受伤害的程度。之后，大脑将信号传回脊髓，告诉身体如何做出反应。

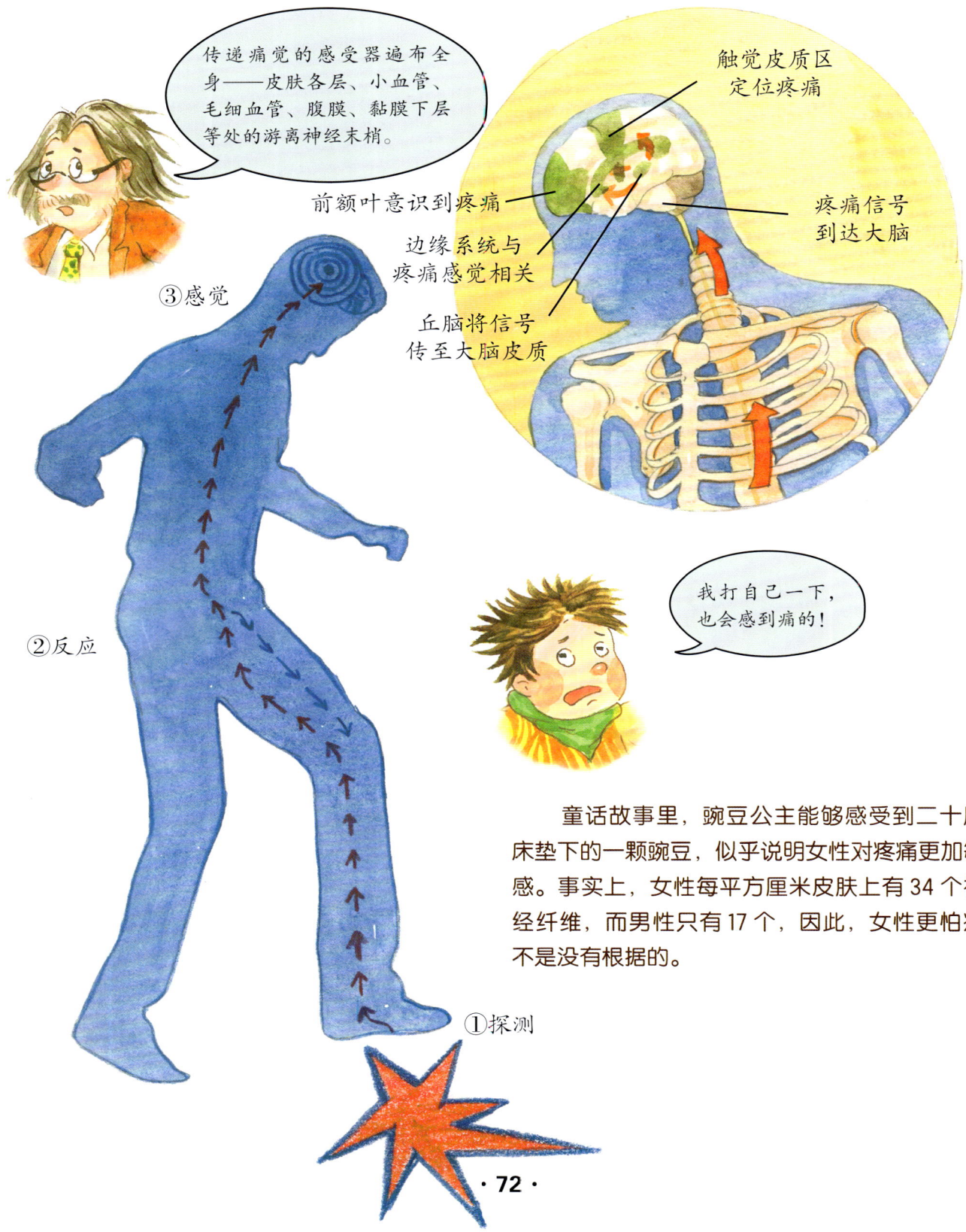

传递痛觉的感受器遍布全身——皮肤各层、小血管、毛细血管、腹膜、黏膜下层等处的游离神经末梢。

触觉皮质区定位疼痛

前额叶意识到疼痛

疼痛信号到达大脑

边缘系统与疼痛感觉相关

丘脑将信号传至大脑皮质

③感觉

②反应

①探测

我打自己一下，也会感到痛的！

童话故事里，豌豆公主能够感受到二十层床垫下的一颗豌豆，似乎说明女性对疼痛更加敏感。事实上，女性每平方厘米皮肤上有34个神经纤维，而男性只有17个，因此，女性更怕痛不是没有根据的。

▶ 减轻疼痛的方法

搓揉疼痛部位可以缓解疼痛，因为搓揉会使疼痛部位的皮肤产生上百个神经信号。这些神经信号会转移大脑的注意力，使疼痛感减少。同时，大脑会下令神经元释放出内啡肽。这种化学物质可以缓解疼痛，并阻碍疼痛信号向大脑传递。

▶ 辣其实是一种痛觉

辣椒含有辣椒素，这种化学物质能刺激舌头上的味蕾痛觉神经，让我们感受到一阵阵灼烧般的疼痛感。这条神经通路也是痛觉的传导通路，所以说辣是一种痛觉更合适。

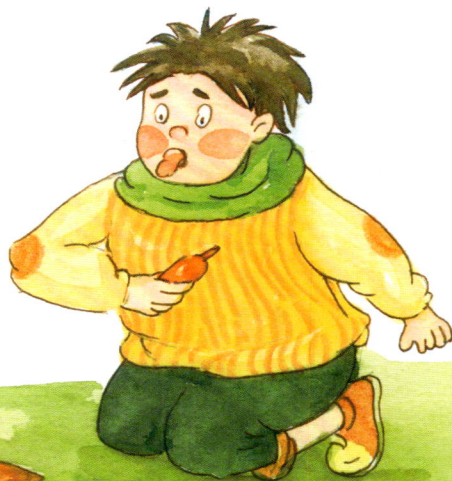

对疼痛的反应时间仅为 1/15 秒！

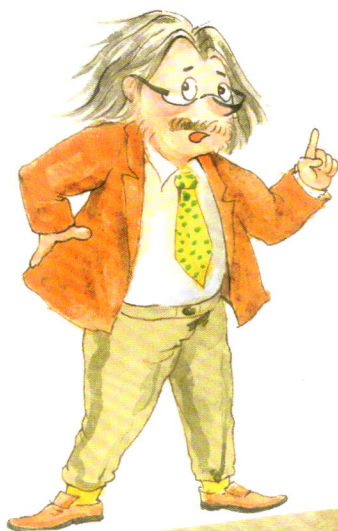

与之相似的还有麻。花椒产生的麻味与辣椒的辣味有相似之处，它们都是三叉神经感觉，产生麻味的物质叫羟基－α－山椒素。不过，麻既不是痛觉也不是触觉，而是一种震动感，它刺激的是我们的震动感受器。

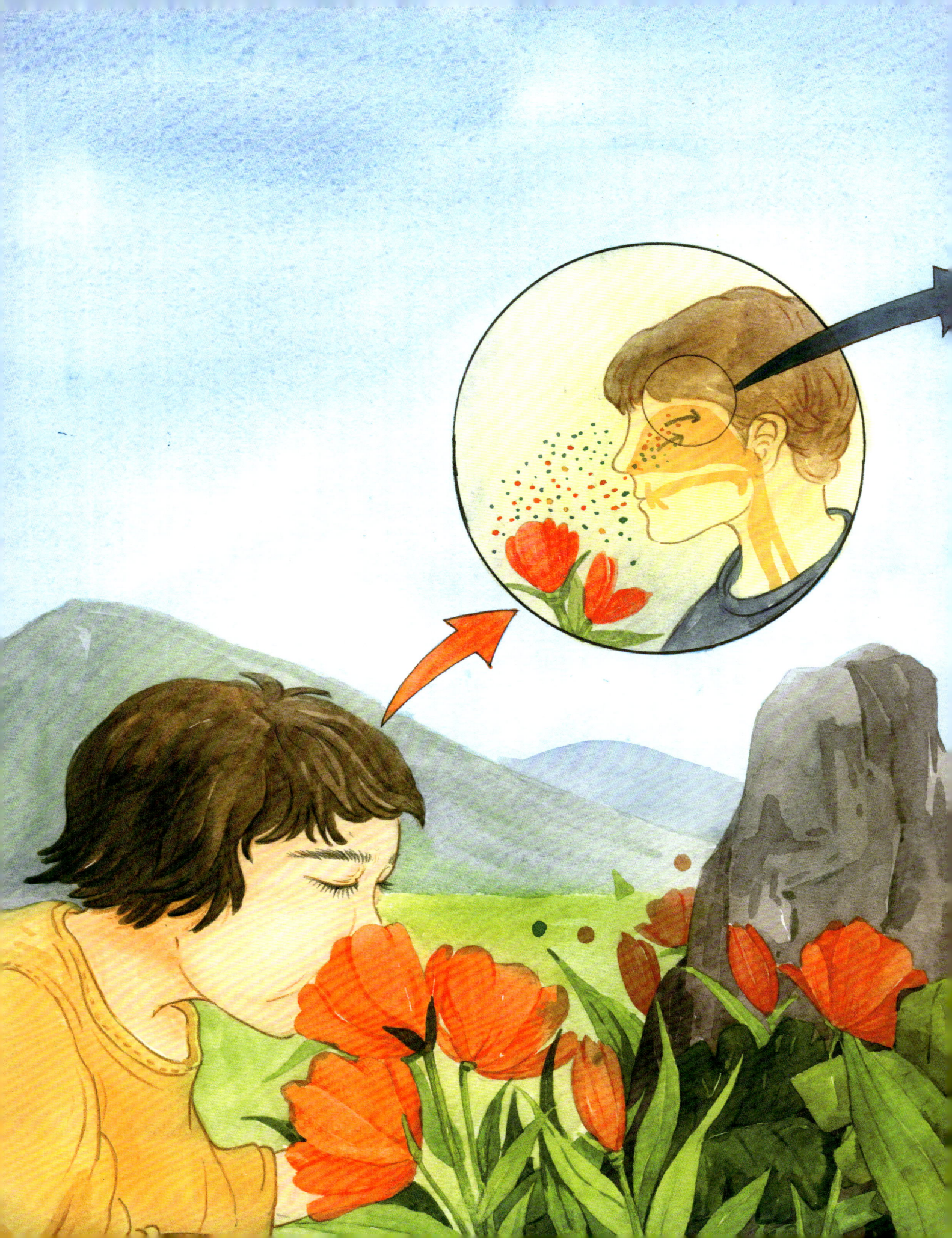

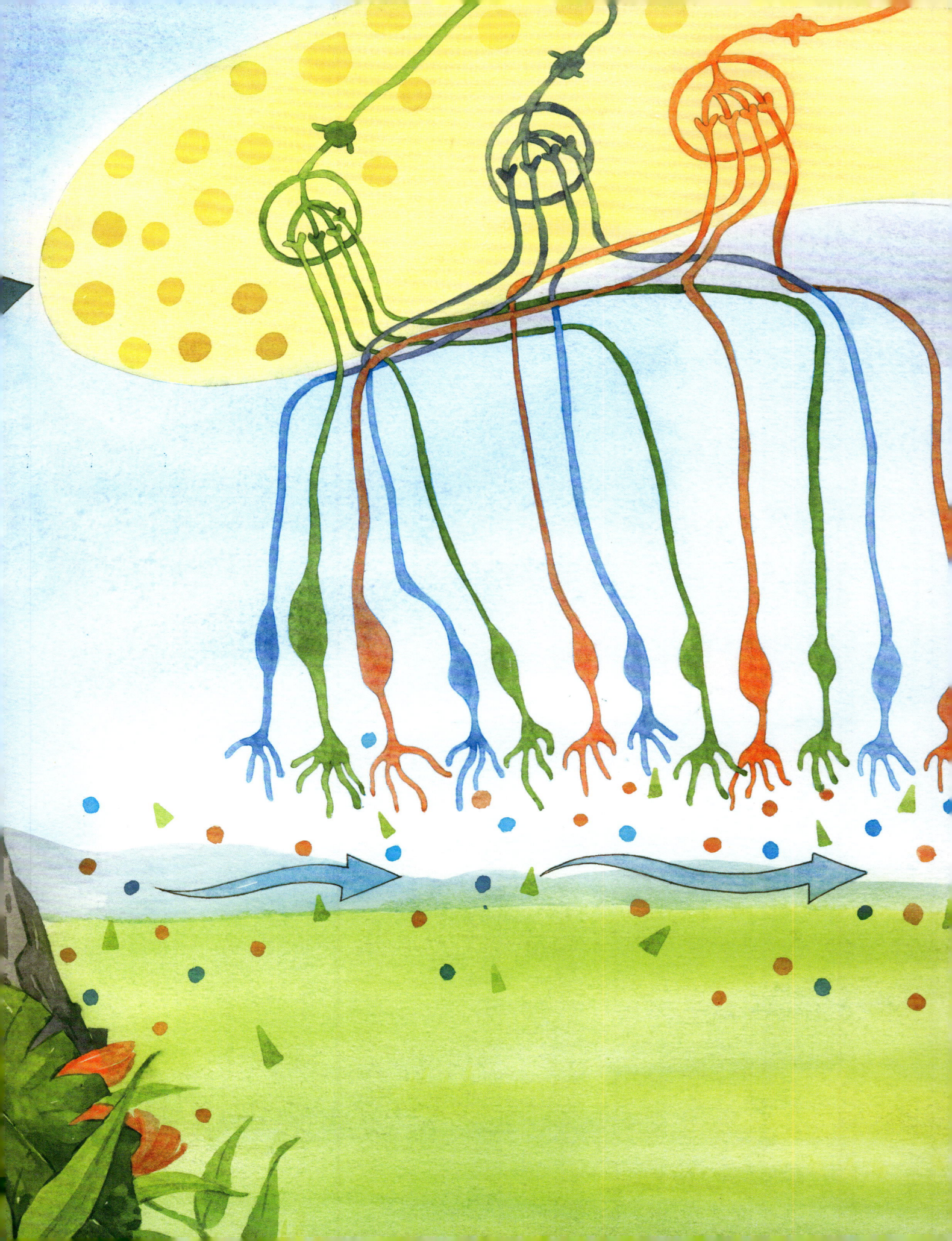

▲为什么睡醒后会有眼眵

眼眵是由眼泪和眼部掉落的表皮细胞、细菌、灰尘等混合而成的。睡觉时，由于眼睛是闭着的，所以眼泪就会累积起来，并和其他异物一起聚集在眼皮附近。当这些东西凝固后，就形成了眼眵。

◇眼球为什么可以转动自如

眼睛里有 6 条肌肉控制着眼球的转动，分别是上直肌、下直肌、内直肌、外直肌、上斜肌、下斜肌。它们由动眼神经、滑车神经和外展神经支配，相互之间密切配合，使眼球协调一致地上下左右自由转动。

★为什么眼球不怕冷

眼球上有感受触觉和痛觉的神经，但是没有感受寒冷的感觉神经。因此，不管天怎么冷，眼球也不会觉得冷。另外，眼皮挡住了外面的寒风，眼球就更不怕冷了。

○为什么人的瞳孔有各种各样的颜色

眼睛的颜色是由虹膜上的色素细胞所含的色素量决定的。色素细胞中所含色素越多，虹膜的颜色就越深，眼珠的颜色也就越深，反之越浅。人类虹膜的基色只有 3 种：褐色、蓝色和绿色，其他颜色则是这 3 种颜色的变体。

◆为什么眼睛可以作为保密工具

人的指纹平均有 40 个特征识别区，而虹膜上却有 256 个，世界上几乎找不出两个虹膜完全一样的人。在实际应用当中，虹膜几乎无法复制、模仿，因此可以作为安全级别最高的手段应用在身份识别上。

□为什么头发可以一直长而眉毛不会

头发和眉毛的生长部位不一样，它们的生长期也不相同。头发的生长期为 2 ~ 6 年，而眉毛才 5 个月左右。因此头发可以一直长，而眉毛过了生长期就不再长了，直到脱落。

■为什么不能拔眉毛

眉毛是眼睛的重要防线。如果拔掉眉毛，汗水就会直接流进眼里引起炎症，同时细菌也会乘虚而入使毛囊感染，甚至会发生蜂窝织炎。另外，经常拔眉毛会引起眼肌运动失调，使眼睛出现复视。

☆人为什么要不停地眨眼

眨眼其实是一种生理需要，可以保护眼睛。眨眼时，泪液就可以均匀地湿润角膜、结膜，使眼球不至于干燥，并清除结膜囊上的灰尘及细菌。如果不眨眼，眼球上的眼泪会很快地蒸发，眼睛就会干涩不适、刺痛、流泪。

●眼皮跳预示着祸福吗

眼皮跳其实是由控制眼皮肌肉的神经不正常兴奋引起的，也就是部分眼轮匝肌肌纤维在短时间内不能自主地持续收缩，以致牵动其上的皮肤。一般在疲劳过度、用眼过久或睡眠不足之时，眼皮跳的发生率增加。